Alopecia & Bienestar

Cómo Recuperé Mi Cabello
Sin Tratamiento

Molly Vazquez

Introducción

Estaba pensando demasiado en la alopecia y en cómo curarla, en vez de concentrarme en lo que realmente era. ¿Qué es la alopecia y qué le está haciendo al interior de mi cuerpo? Ésa era la pregunta que debía hacerme, en vez de la obvia: "Estoy calva, así que ¿qué tratamiento puede hacer crecer mi cabello de nuevo?" Esta pregunta sólo conducía al mismo camino miserable de mi calva realidad.

Seamos honestos. La verdadera razón por la que te encuentras leyendo este libro es porque tú estás como yo estaba: harta de no tener cabello y cansada de sentirme la bola blanca en la mesa de billar. Probablemente, simplemente leer la palabra

alopecia te crea un nudo en el pecho

y en la garganta, porque te encuentras muy

apegado emocionalmente a esta enfermedad. O

quizás, encontrar este libro te dio un poco de

alivio, para variar, ya que alguien está

reconociendo "tu mayor defecto y tu mayor

dolor". Esos dos sentimientos eran los únicos

que eran

reales para mí cuando vivía con la alopecia.

Cualquier otro sentimiento era simplemente

una fachada para cubrir lo herida que me sentía

debajo de mi piel sin cabello.

Así que sí, entiendo cómo te sientes, y eso me

da el derecho de decirte: *¡la alopecia apesta!*

Ahora que he expresado lo obvio, te puedo decir

de qué se trata este libro. Comparto mi historia

con la alopecia y cómo recuperé mi cabello sin

recurrir a un tratamiento.

No entraré en demasiados detalles médicos en este libro, ni haré este

libro tan difícil de leer que te aburrirás y lo dejarás

a un lado. Después de todo, como un lector con alopecia, lo que realmente quieres saber es cómo recuperé mi cabello. Puedo decir que *no* recuperé mi cabello con tratamientos, inyecciones tóxicas en la cabeza, o con cualquier otra cosa que se promociona como una cura. Si te preguntas si se trata de comer mejor, la respuesta simple es ¡sí! Pero hay mucho más además de comer mejor. Se trata de un cambio de estilo de vida en su conjunto.

Déjame explicar esto: la alopecia es una enfermedad autoinmune. "Enfermedad" es el efecto de un cuerpo que se encuentra en desequilibrio. La clave está en el nombre: en-fermedad (falto de salud). Cuando decidí dejar que "la comida fuera mi medicamento", fue para sanar mi cuerpo por el bien de mi salud, no por mi cabello. Si hubiera tratado de luchar contra la alopecia concentrándome solamente en cómo recuperar mi cabello y no mi salud, me seguiría pareciendo a un hámster

corriendo en la rueda, persiguiendo la nada.

Elegí mirar más allá de la jaula y considerar de

qué se trataba mi enfermedad realmente.

¡Mi cuerpo me pedía a gritos que viviera una

vida más saludable! Mis rutinas saludables son

simples y son reales. Mi cuerpo es real. El hecho

de que mi cabello se cayó debido a una

enfermedad autoinmune es real. La salud es algo

que tuve que aprender a tomar en serio. Además,

¿qué habría ocurrido si mi cuerpo continuaba

comprometido? Cambié mi estilo de vida para

que nada más pudiera dañar mi cuerpo, y dejé

que mi cuerpo sanara naturalmente.

En palabras simples: rutinas esenciales constantes equivalen a

un cuerpo sano y limpio.

La alopecia es una enfermedad

autoinmune. Definición de

enfermedad autoinmune:

"Auto" significa "que actúa por sí

mismo o sobre sí mismo";

"Inmune" significa "protegerse de algo

indeseable".

"Enfermedad" significa "estado de

desequilibrio".

Si pones todo esto junto, entonces tiene

sentido: el sistema inmunológico del cuerpo no

puede protegerse a sí mismo, poniendo el

cuerpo en peligro y fuera de equilibrio. Una

enfermedad autoinmune es una enfermedad que

ocurre cuando los tejidos del cuerpo son

atacados por su propio sistema inmunológico.

El sistema inmunológico es una organización

compleja dentro del cuerpo que está diseñado

para "localizar y destruir" invasores del cuerpo,

incluyendo agentes infecciosos. Los pacientes

con

enfermedades autoinmunes, con frecuencia,
tienen anticuerpos raros que circulan en la
sangre y que atacan los tejidos del cuerpo.

En el caso de la alopecia, el tejido es atacado por
el folículo piloso (llamado papila), la estructura
mediante la cual crece el cabello. La alopecia
puede afectar a cualquier persona a cualquier
edad. Aproximadamente, 200 millones de
personas en el mundo tienen alopecia. Sólo en
los Estados Unidos, aproximadamente 4
millones de personas se ven afectadas.

Éstos son los diferentes tipos de alopecia: La
alopecia areata consiste en la pérdida del
cabello en parches o áreas redondeadas
en una zona localizada. (Estas áreas
pueden aparecen en cualquier zona del
cuerpo).

La alopecia total consiste en la pérdida del cabello en
el cuero cabelludo. Como el nombre lo sugiere, la
alopecia

total es calvicie
total.

La alopecia universal consiste en la

pérdida del cabello en todo el cuerpo

de una persona.

La alopecia barba afecta solamente a

hombres, y consiste en la pérdida del

cabello en la zona de la barba.

La alopecia ocurre cuando la pérdida

del cabello se acompaña de la

aparición de áreas escamosas en la

piel.

El efluvio anágeno es la pérdida del

cabello que se asocia comúnmente con la

quimioterapia y con la ingesta de ciertos

tipos de medicamentos. Durante el

efluvio anágeno, el cabello se cae en

ciertas áreas, pero vuelve a crecer en

cuanto cesa la quimioterapia o el

consumo de

los medicamentos que lo
provocaban.

El efluvio telógeno también se denomina pérdida temporal del cabello. Ocurre cuando la cantidad de cabello que se pierde supera la cantidad normal y, visiblemente, el cabello se vuelve más fino.

La alopecia androgénica se considera hereditaria. Se la conoce como calvicie masculina, aunque también puede afectar a las mujeres. En la alopecia androgénica, el cabello del cuero cabelludo se vuelve casi transparente antes de caerse.

La alopecia cicatricial ocurre cuando aparecen cicatrices en la piel debido a la caída del cabello.

La alopecia por tracción se produce por tensar y tirar fuertemente del cabello de una persona, a veces, debido a ciertos estilos de peinados y a veces debido a hábitos personales.

La tracción excesiva puede desalentar a los folículos pilosos a que desarrollen nuevas células para cabello nuevo.

Tener alopecia no era una sentencia de muerte, pero que no estuviera muriendo no significaba que estaba sana. Cuando finalmente entendí eso, me di cuenta de que tenía que concentrarme en mi salud, no en mi cabello. Sabía que lo que me estaba haciendo daño en mi interior tenía que salir. La única manera de hacer eso, me dijo el sentido común, era eliminar la comida dañina que había ingerido. Pensaba que si comenzaba a ingerir comida más saludable, entonces, eliminaría la comida que me hacía daño y mi cuerpo podría comenzar a sanar. Y eso es justamente lo que ocurrió. Éste fue mi viaje con la alopecia.

Mi Historia

En el 2001, cuando tenía siete años, mi familia se mudó a una casa nueva en un lindo pueblo de Massachusetts. Era un pueblo pintoresco y acogedor, perfecto para familias de clase media. Mi hermano y yo nos llevamos catorce meses de diferencia. Mi mamá lo hizo comenzar la escuela más tarde, así que pudimos entrar a primer grado juntos. Enseguida nos hicimos amigos de unos niños que resultaron ser vecinos. En el centro del vecindario había un parque y un campo de béisbol. Todos los niños nos encontrábamos allí todos los días, a jugar béisbol y a andar en bicicleta hasta la hora de la cena. En mi tiempo libre, me gustaba dibujar y escribir. La creatividad viene de familia, y hay increíbles artistas en ambos lados. Tuve la suerte de heredar ese gen creativo.

Mis padres no creían en los videojuegos, así que para entretenernos, mi hermano y yo teníamos que usar la imaginación. La cita favorita de mi mamá era: "El aburrimiento estimula la creatividad".

Mi hermano y yo jugamos en las ligas de béisbol y baloncesto durante muchos años. Todos siempre reían cuando veían lo buena que era, la única niña en los equipos de niños. Era una niña pequeña con un toque de marimacho.

Para cuando llegamos a cuarto grado, mi mamá se dio cuenta de que ni mi hermano ni yo éramos felices en la escuela. Nos preguntó si queríamos recibir escolarización doméstica. Con mi hermano nos miramos, y dijimos: "¿Es una broma?" Honestamente, nunca me sentí más aliviada.

Aceptar recibir escolarización doméstica fue una de las mejores decisiones de mi vida. Ser capaz de estudiar de manera independiente me sacó un gran peso de encima. De hecho, podía leer lo que tenía que leer sin un límite de tiempo. Louis y yo nos sentíamos los niños más afortunados de la tierra.

En el 2006, un año después, cuando tenía doce años de edad, estaba en el baño, siguiendo la misma rutina de todos los días: quejándome de tener que lavarme los dientes, tomar una ducha y cepillarme el cabello. Mientras me cepillaba el cabello, sentí una picazón en la parte de atrás de la cabeza. Era una sensación muy irritante. Se sentía como si el cabello estuviera rozando la parte de atrás del cuero cabelludo. Finalmente, encontré el área exacta que me molestaba y noté que había una zona sin pelo del tamaño de una moneda de veinticinco centavos.

No le presté mucha atención a este descubrimiento, pero, de todos modos, llamé a mi mamá. Aunque no demostró que estaba preocupada, sabía que no estaba tan tranquila como yo respecto de esa pequeña zona sin pelo. Simplemente dijo: "¿mmm?", inclinó la cabeza, y luego dijo: "Esperemos un par de días. Si empeora, llamaremos al doctor".

Todos los días después de eso, había pelo por *todos lados*: en mi almohada, en mis sábanas, por todos lados en la bañera luego de mi ducha, y manojos de pelo en el drenaje. Entonces mi mamá se dio cuenta de que era hora de llamar al doctor. Programó una cita con nuestro médico, y nos vio ese día.

El doctor me tomó fotos de la cabeza para mi archivo y le dio a mi mamá el nombre y número de un dermatólogo. También me dijo que cuando fuera adulta, tendría la opción de

recibir inyecciones de corticoides que podrían

funcionar. Debido a que tenía una enfermedad

autoinmune,

no iba a causar más daño al que ya tenía

recurriendo a un tratamiento tóxico que no había

probado ser demasiado efectivo. Ah, y me

dijeron el nombre de mi condición: alopecia

areata, una enfermedad autoinmune que puede

causar la rápida caída del cabello en áreas con

forma de parches.

Hay muchos tipos diferentes de alopecia, y

todos son bastante similares. Es decir, todos los

tipos de alopecia son enfermedades

autoinmunes que hacen que quiénes las

padecen pierdan el cabello, ya sea

completamente o de manera localizada

en diferentes áreas, y ya sea en todo el cuerpo o solamente

en la cabeza. Lo que sé con certeza es que todas te hacen

vivir un infierno. Si tienes una forma de

alopecia, significa que puedes pasar de tener ese

tipo a otro tipo de alopecia. Puedes perder el

cabello en áreas localizadas (alopecia areata) en

cualquier momento, y luego, de un día para el

otro, tener alopecia total y perder todo el cabello

del cuero cabelludo. Digamos que la alopecia

provoca una batalla constante con tu apariencia

y con tu psiquis.

***

En el instante en que nos fuimos del

consultorio del médico, mi mamá llamó al

dermatólogo "más conocido", según nuestro

doctor. Programó una cita, pero no pudo

conseguir una antes de los seis meses.

Yo seguía perdiendo más y más cabello. En un

par de meses, mi cabeza era como una pizza con

menos

rebanadas. Usaba una gorra de béisbol

cada vez que salía de casa, esperando que nadie notara que tenía sólo un par de mechones de cabello. Después de un tiempo, se volvió muy obvio, así que mi mamá y yo fuimos a un salón de belleza para ver cuáles eran mis opciones de cabello postizo.

Por supuesto me mostraron pelucas. Y no cualquier tipo de pelucas, sino las que causan la peor picazón que puedas imaginar. Me probé una y era increíblemente irritante. Sin mencionar que parecía que el algodón tejido había dado a luz a una escoba. No había manera de que usara ese nido, así que pensé que sería una buena idea pegar extensiones de cabello en el interior de mi gorra preferida. Parecía que realmente tenía cabello debajo de ella, pero, igualmente, agregaba otro profundo suspiro de melancolía a mi vida. Es decir,

¿extensiones de cabello fue lo mejor del día?

Los seis meses pasaron muy lento, y el día de la esperanza finalmente llegó. Era el día de ver al dermatólogo. Me dijo las mismas cosas que mi doctor me había dicho, aunque me dio un poco más de detalles. Me dijo que, como era muy joven y ya había perdido el cabello, las posibilidades de ver un mechón de pelo nuevamente eran casi nulas. También era posible que perdiera las cejas, las pestañas y otro tipo de pelo del cuerpo.

Así que allí me encontraba, ¡con doce años y destinada a no tener nada de cabello! ¡Como si esta etapa rara no fuera lo suficientemente mala! Esperar seis miserables meses sólo para que confirmaran mi enfermedad y me la explicaran

en cámara lenta no era lo que tenía en mente del

dermatólogo "más conocido". Sentada en esa

sala de espera durante una hora, sintiendo todas

las emociones posibles, creía que realmente iba a

tener una infancia normal. En vez de eso, fue el

peor día de mi vida. Sentí a mi espíritu estallar

en mil pedazos. Lo peor fue que el dermatólogo

no expresó ningún tipo de comprensión

conmigo. Me dio las malas noticias con

indiferencia. Cuando entró en la

habitación y dijo todo lo que yo ya sabía sin

darme ningún consejo, simplemente me quedé

sentada en la misma posición mirando la pared.

Sus palabras entraron y salieron, fuertes y luego

tranquilas, como olas de sonido.

Salí de allí pensando que iba a ser la niña

diferente toda la vida. Los días de mi cabello y

flequillo perfectos habían terminado; las noches

en las que simplemente

me recogía el cabello en un moño desordenado habían terminado. Ese día, el de la visita al dermatólogo, confirmó que ser una niña sin cabello era mi nueva vida.

Ah, pero ya que para entonces estaba prácticamente calva, sí me dijo algo que no sabía: "Tienes alopecia total".

Al salir del consultorio, mi mamá actuaba como si todavía hubiera esperanza para mí, pero sabía que las dos estábamos pensando lo mismo: "¿Y ahora qué?" No podía aceptar vivir así, pero no tenía ni idea de qué hacer. Realmente no tenía información, y los doctores en los que había confiado para que me dieran algunas respuestas simplemente verificaron lo que ya sabía y realmente no fueron de ayuda. Iba a tener que lidiar con eso yo misma, y con suerte algo bueno se cruzaría en mi camino. Pero todos los días desde entonces no tenía ni un pensamiento que no

susurrara preocupación sobre mi cabello.

***

Dejé el béisbol porque se estaba

volviendo muy duro para una niña pequeña, y

me cambié a softbol. Seguía jugando baloncesto,

pero tenía que jugar usando la gorra con

extensiones. Entonces,

mi mamá tuvo que contarle al entrenador sobre

mi condición para que pudiera usar la gorra

durante los partidos. El entrenador Comak fue

muy comprensivo y era un muchacho tan bueno,

siempre me brindó su apoyo. Aunque no podía

jugar tan bien como antes, porque tenía miedo de

que se me cayera la gorra durante el juego,

seguía amando el baloncesto. Daba lo mejor de

mí, y actuaba como si nadie supiera que era la

única en la cancha con una gorra puesta.

Los deportes eran una forma de mantenerme y sentirme normal. Ya que recibí educación doméstica, eran también una oportunidad para ver a los niños de mi antigua escuela y hacer nuevos amigos. Tirar al aro y anotar me llenaba de satisfacción. Y necesitaba eso. No me podía quedar en casa dentro de una burbuja llorando por lo que había perdido.

Recuerdo un partido en particular. Faltaban tres segundos para que terminara. Yo tenía la bola del otro lado de la cancha. Giré y lancé la bola muy rápido, sin pensar en que anotaría. Sonó el timbre y comencé a salir de la cancha, pero me di cuenta de que todo el gimnasio estaba en silencio y de que nadie se movía. Miré alrededor preguntándome qué pasaba. Un amigo corrió hacia mí y me dijo:

¡Acabas de anotar!

Otros partidos no fueron tan buenos. Estaba lista para jugar, pero mi entrenador se había olvidado de informarle al referí que tenía que usar mi gorra. Estaba por empezar, pero el referí tocó el silbato y, frente a todos, me dijo que me sacara la gorra. No podía ni hablar, estaba tan avergonzada, sentía un gran nudo en el pecho. El entrenador le dijo que no me podía sacar la gorra, y el referí lo aceptó.

No soy el tipo de chica a la que le preocupa lo que piensan los demás, pero a esto siempre le tuve miedo. El hecho de que alguien mencionara mi cabello reflejaba que no era normal y que mi realidad era, de hecho, una pesadilla.

Mi familia siempre tuvo la suerte de poder tomar unas vacaciones una vez al año. Todos esperamos ansiosos esa época del año, desde el día en que comenzamos a planearlas. Cuando tengo un mal día, simplemente imagino que estoy en nuestras vacaciones, no importa cuánto falta para que lleguen.

Seis meses, tres meses, dos semanas, y todavía siento mariposas.

Ahora que no tenía cabello, pensaba en nuestras vacaciones anuales más que nunca. Se sentía bien saber que la gente que vería allí no la vería de nuevo. Quería ser lo más libre posible, distenderme, y olvidarme de la alopecia. Decidí no usar mi gorra con extensiones en el aeropuerto, sino una bandana. La gran aventura del aeropuerto fue ver un montón de gente acercándose a mis

padres y preguntándoles si tenía cáncer, si

estaba enferma, si iba a estar bien. Tenía suerte

de no tener cáncer, pero eso no significaba que

era feliz. A dondequiera que iba me recordaban

algo que yo quería terminar. Sentía que estaba

en una pecera y que la gente no dejaba de

golpear el vidrio. No dejé que eso arruinara mis

vacaciones. Decidí sacarlo de mi mente y tratar

de disfrutar el viaje tanto como podía.

***

Unas semanas más tarde, mi mamá

estaba en la peluquería. Su peluquera le contó

que una amiga suya fue a un lugar que se

especializaba en la pérdida del cabello. Mi

mamá llamó y le dijeron que como tenía menos

de

dieciocho años, me podían hacer un postizo

gratis que, en realidad, valía $1500. Podría elegir

el color, y me medirían la cabeza para que

estuviera cómoda. Sin mencionar que estaba

hecho de cabello real. Cuando lo recibieran, una

peluquera lo iba a

estilar como yo quisiera.

Cuando llegó el día para medirme, no pude

evitar sentirme emocionada por mi nuevo

cabello. Además, mi abuela estaba de visita. No

sé por qué no entendía lo que significaba usar un

postizo. Pensaba que me iban a hacer crecer los

folículos del cabello y anexar extensiones.

Siempre tuve una mente muy creativa, así que

imaginaba miles de formas diferentes en que me

iban a fijar este cabello a la cabeza. Pensaba que

ésta era

la solución, y que no iba a ser calva toda la

vida.

Estar sentada en el salón de belleza mientras me

medían la cabeza fue toda una experiencia. Debo

decir que fue un proceso muy creativo. Me

pusieron envoltura plástica sobre el cuero

cabelludo y cinta adhesiva transparente

alrededor de la coronilla, moldeando la envoltura

al tamaño y forma de mi cráneo. Mandaron a

hacer el postizo personalizado basándose en ese

molde para que me quedara lo mejor y más

cómodo como fuera posible. Este lugar no era

broma. Eran literalmente fabricantes de postizos

personalizados. Todavía no me daba cuenta de

que me estaban midiendo para hacerme una

peluca.

Cuando terminaron de medirme, programamos una

cita para la prueba final. Ese

día, cuando me pusieron el postizo y lo

adhirieron fuertemente a la cabeza con cinta

adhesiva de doble cara, casi rompo en llanto.

La estilista estaba tan feliz. Te dabas cuenta de

que ser peluquera era su pasión. El postizo que

había estilado era su creación. Básicamente lo

estiló a su gusto, y yo parecía una concursante

de belleza de los ochenta. Realmente se esforzó

en hacerlo bonito para mí, pero yo no podía

decir nada, No quería decir, (después de todo lo

que había hecho),

que yo era una marimacho que prefería el

cabello lacio con flequillo como lo había tenido

toda la vida. Mi mamá notó mi mirada cuando

salimos y me dijo que lo iba a arreglar cuando

llegáramos a casa.

Estaba tan agradecida de poder salir de allí

sin una gorra de béisbol, y creí que los días de disfraz habían terminado. Aunque ahora tenía un disfraz nuevo, algo detrás de lo cual me podía esconder. Mi prima había ido al salón de belleza con mi mamá y conmigo, y siempre me brindó su apoyo en ese momento en el que me sentí tan avergonzada. De todo lo que había estado hablando era de mi "nuevo cabello". Le había contado

a mi abuela, mis primos, mis padres y mi hermano cuánto ansiaba volver a ser yo de nuevo. Ahora me sentía una broma. Me había estado haciendo una imagen en la cabeza durante un tiempo, pero la realidad me golpeó no con un ladrillo sino con el edificio entero.

Lo más extraño fue llegar a casa y que todos me reconocieran, cuando yo no me reconocía a mí misma. Sentía que era una versión distorsionada de mí, y que no había hecho nada para estar así.

Mi amiga Stacy del equipo de softbol me invitó a su fiesta de cumpleaños en su casa. Todo el equipo estaba ahí y fue muy divertido. Cuando decidieron ir a nadar en la piscina, fingí que simplemente quería poner mis pies en el agua. Me habían dicho que no podía humedecer el postizo. Todos me llamaban: "Oh, ven Molly! ¡Ven!" Todos se estaban divirtiendo y quería ir con ellos, así que me metí a la piscina. Pensé: no puede ser tan malo que el postizo se humedezca. De hecho, mientras estaba en la piscina y el postizo estaba mojado, mi cabello lucía normal. Me reía y estaba completamente distendida, aliviada de que podía ser yo. Cuando salimos y nos secamos, sentí que mi cabello se había convertido en un nudo apretado. Corrí al baño. Por suerte mi mamá se había quedado porque era amiga de la mamá de Stacy, y me ayudó a sacarme el postizo. Lo lavó con champú y acondicionador cinco veces. Luego me lo puse y mi mamá lo secó con el secador de pelo. Había demasiado cloro en la piscina y mi cabello no resistió.

Otro día de verano, hacía mucho calor y mi amiga Erika pensó que era un día perfecto para ir a la playa. Mi mamá y su mamá se pusieron de acuerdo para llevarnos. No pensé que meterme en el océano con mi postizo sería un problema. Pensé que el único problema era el cloro.

Pasamos un día tan divertido en la playa. Erika y yo estábamos jugando en el agua, y de repente, una ola gigante nos envolvió. Estaba completamente bajo el agua, y tenía la cabeza enterrada en el fondo arenoso. Cuando me levanté, me di cuenta de que tenía arena por todos lados. Salimos corriendo y agarramos unas toallas. Mientras me sacaba la arena, sentí que tenía un poco debajo del postizo. Le pedí a mi mamá que viniera conmigo al baño, y, una vez más, me tuve que sacar el postizo para limpiarlo. Aunque sacamos la arena, no tenía ningún producto para limpiarlo o secarlo para que se viera real y normal. Tuve que salir y fingir que no había pasado nada, como si mi cabello no se viera andrajoso y separado de mi cabeza.

De a poco todos empezaron a darse cuenta de que mi cabello no era real. Después de eso, la gente comenzaba a tratarme de manera diferente o no volvía a oír de ellos. Por otro lado, me acerqué mucho más a mis dos primas, Anna y Alexa. Me sentía cómoda con ellas porque no me juzgaban por no tener cabello. Venían mucho a casa, y cada vez que venían, yo tenía mi postizo listo. Mi mamá pensaba que era ridículo que siguiera usando el postizo, especialmente durante el verano. A veces, mis primas se quedaban a dormir, no por una noche sino por varios días. Una vez, frente a ellas, mi mamá dijo:

"Molly, ¿por qué no te sacas el postizo?"

Mis primas sonrieron y me alentaron a que lo hiciera, diciéndome que estaba bien.

No podía hacerlo. Yo insistía en nunca mostrarle a nadie mi cabeza calva. Mi mamá me llevó al baño y me dijo: "Tienes que hacerlo Molly". Va a ser bueno para ti.

Me saqué el postizo, pero rompí en llanto, diciendo que no quería. Sentía un nudo inmenso en el pecho. Mi mamá me levantó y yo lloraba en su hombro. Abrió la puerta del baño y me sacó. Anna y Alexa vinieron corriendo, me daban palmadas en la espalda y me decían que era muy bonita.

Me sentía tan avergonzada. Le pedí a mi mamá que me trajera una de mis gorras, sin extensiones. Una vez que me puse la gorra, me sequé las lágrimas y me levanté, aliviada de que

la gran revelación había terminado. Fue
realmente terapéutico para mí. Ahora, cada vez
que mis primas venían y se quedaban a dormir,
no tenía que usar el postizo todo el tiempo.
Cuando salíamos, me ponía el cabello.

***

Una de las historias que mi mamá
siempre cuenta es cuando me estaba preparando
para que me colocaran ortodoncia y tenía que
usar un arco extraoral que se sujeta a la cabeza
durante la noche. Una noche tuve una pesadilla
y corrí hasta la habitación de mis padres.
Imagina una niña calva con un aparato alrededor
de la cabeza y cara. Pregunté si podía dormir con
ellos. Mi mamá dijo: "No, Molly, tienes que
dormir en tu cama", pero mi papá dijo "Oh,
vamos, mírala". Me dejaron dormir con ellos.

***

Mi familia se mudó al norte, aún en Massachusetts pero cerca de New Hampshire. Esta vez, pasamos de una casa de clase media a una de clase alta. Conocimos a diferentes familias en el nuevo vecindario. Una pareja, Christina y Robert, tenía dos niños. Carissa tenía más o menos mi edad, y su hermanito Noah tenía dos años. Mi mamá necesitaba una peluquera nueva, y Christina se dedicaba a eso en su tiempo libre. Al principio, iba con mi mamá y pasaba tiempo con Carissa mientras mi mamá se arreglaba el cabello. Sólo tenía un par de amigos y el número disminuía, así que se sentía bien comenzar de cero en este pueblo nuevo. Me gustaba jugar con Carissa y con su hermanito. Carissa tenía que cuidarlo la mayor parte del tiempo mientras Christina trabajaba como peluquera. Generalmente, los niños chiquitos me adoraban y Noah no era la excepción. Me dio un sobrenombre: Mo-mo. Como yo recibía educación doméstica, Christina a veces me invitaba a su casa mientras Carissa estaba en la escuela ya que Noah me amaba. Siempre nos reíamos y divertíamos mucho juntas.

Cuando tenía alopecia, me gustaban los niños y sus mentes inocentes, y la mayoría de los adultos entendían y se mostraban solidarios. Fue refrescante y algo que realmente necesitaba en ese momento. Eventualmente, cuando mi mamá y Christina se hicieron amigas, le contó sobre mi alopecia y mi postizo. No me molestaban que supieran los adultos, pero me preocupaba que supiera Carissa, o alguna de mis otras amigas.

Un día Noah me tiró el cabello. Me había

agarrado muy fuerte y no me soltaba. Carissa y

su amiga Lindsey estaban allí también, y vieron

lo que pasó. Mi postizo estaba adherido con

cinta adhesiva, así que puedes imaginar el dolor

que sentía mientras Noah jalaba de mi cabello.

En lo único en que pensaba era: *Dios, por favor,*

haz que este niño me suelte. Lo raro es que yo

estaba tranquila. Lo miré a los ojos y le dije:

"Suéltame, Noah. Suéltame, Noah", mientras

trataba de sonreír. Mis ojos se humedecían con

cada tirón, y todavía no me soltaba. Sentía como

si me estuvieran cortando el borde la cabeza con

un cuchillo. Finalmente, le apreté

la mano. Me soltó y rompió en llanto. Fui

despacio al baño y allí dentro dejé caer lágrimas

del dolor. Después de eso, ataba mi cabello en

una cola de caballo cuando sabía que iba a estar

con él.

Carissa y yo nos volvimos muy unidas, y la consideraba una de mis mejores amigas. Me invitó a pasar la noche en su casa para festejar su cumpleaños, junto con otras amigas de ella que yo ya había conocido antes. Esa noche todo iba bien y me estaba divirtiendo mucho. Estábamos mirando una película cuando Christina subió. Pausamos la película porque le quería preguntar algo a Carissa. Christina miró la televisión por un momento, que había quedado en pausa en la imagen de una niña fea con el cabello desprolijo y comenzó a reír.

"Mira, ¡es Molly!", exclamó. "Molly, mira, eres tú".

Lo dijo como cinco veces, y Carissa, muy avergonzada, le gritó: "¡Basta, mamá!"

Tengo orgullo, pero nunca tuve que retener las lágrimas tan rápido como esa vez.

Me han mirado, han susurrado cosas sobre mí, me han señalado, pero nunca me había pasado algo así, especialmente con un adulto que era una de las amigas de mi mamá y una de mis viejas amigas también. Alguien que sabía de mi condición.

Siempre fui una niña independiente, pero este episodio me enseñó por qué debía seguir siendo independiente. Descubrí quiénes eran mis verdaderos amigos, y podía contarlos con los dedos de las manos. Carissa era una buena amiga. Hasta le traje un trofeo de Disney World que decía Mejor Amiga del Mundo. A Noah le traje un Winnie Pooh que sabía que adoraría.

Sin embargo, después de un tiempo, Christina debe haberle contado a Carissa sobre mi alopecia, porque ya no era la misma. Cada vez que me miraba, parecía que estaba pensando en otra cosa. Probablemente, *¿será eso realmente una peluca?* Ella y su amiga Lindsey comenzaron a enviarme mensajes en AIM, maltratándome y provocando peleas. Dejamos de ser amigas.

Un par de semanas más tarde, Carissa me llamó y se disculpó tres veces. Decidí darle otra oportunidad. Fui a su casa, y, de la nada, ella y su mamá comenzaron a reír. Me dijeron que me habían visto con mi gorra de baño en la piscina de mi abuelo en la otra calle. Ésa fue la última vez que las vi.

Cómo me Sentí al Ver
Caer mi Cabello

El sentimiento de perder el cabello,

especialmente tan rápido, es indescriptible.

Tener doce años y pasar por cambios hormonales

ya es suficiente para una niña. Suma una nueva

experiencia traumática a eso y, bueno, es

indescriptible. Honestamente, no hay palabras

que puedan explicar cómo me sentía. Trataba de

ignorar el dolor inconcebible en mi pecho y los

pensamientos que invadían mi mente.

Lo que me molestaba más que no tener cabello era

el hecho de que mi cuerpo era el que me

estaba haciendo esto a mí. Por supuesto que

mi apariencia en el espejo me hacía perder toda

pizca de confianza. Esta enfermedad auto

atacante era una invasión que definitivamente

violaba mi

zona de confort, y llegaba hasta el interior. Con

cada folículo de cabello que la alopecia me

quitaba, el nudo emocional en mi garganta crecía

y mis ojos se llenaban de lágrimas. El brillo de

mi piel, que se desvanecía poco a poco, era lo

único que quedaba

de mi exterior. Sentía que mi cuerpo había sido

poseído por un demonio, y que me habían

empujado por la senda del terror rumbo a lo

desconocido. Solía ser temeraria, nunca dejaba

que algo me afectara. Una vez que tuve esta

enfermedad, cada pequeña cosa me ofendía.

Comencé a tomarme todo a pecho. Mis

pensamientos se redujeron a pensamientos

negativos, y los que me veían

probablemente se preguntaban por qué me veía tan miserable.

Aunque mi mamá me enseñó a poner las cosas

en perspectiva con sus observaciones, no sabía

de los sueños que comenzaron a crecer en mí.

La alopecia hacia que me reconocieran por las

razones equivocadas, y eso me dio una ardiente

ambición por ser reconocida, algún día, por las

razones correctas. Quería que me reconocieran

por mi verdadero yo y no por las emociones

que me habían empujado hacia un lugar de dolor.

Y no por lo raro que se veía mi postizo. Quería

que me admiraran no que se rieran de mí. Quería

ser un modelo a seguir para las chicas de todas

las edades, y quería que los chicos me respetaran

y se sintieran atraídos por mí. Aún con todos mis

pensamientos negativos, era demasiado terca

como para aceptar

que esta enfermedad iba a ser permanente, a pesar de que

eso era lo que decían los doctores.

Mientras mis sueños por reconocimiento y estrellato crecían, comencé a derrumbar la barrera de lo imposible. Puede que no haya tenido cabello o que no haya sido mi verdadero yo en la realidad, pero tenía mi propio mundo secreto de posibilidades en la mente. Podía visitar ese mundo en cualquier momento, escapar de la frustrante realidad en la que me encontraba. En mi cabeza estaba mi verdadero yo; en mi realidad, lo que estaba condenada a vivir. No abandonaba las imágenes de estrellato, ni aunque mi vida dependiera de eso.

No ayudaba que estuviera pasando por la pubertad cuando perdí el cabello. Mi apariencia parecía cambiar a diario. Me estaba convirtiendo en una persona a la que no reconocía, y me enfrentaba con la pregunta:

¿Quién soy? No tenía idea, y lo peor

era que no tenía ningún tipo de elección

respecto de mi apariencia. Al menos sí podía

elegir qué ropa usar todos los días. En esa

época, mi estilo se vio influenciado por Avril

Lavigne. Es una cantante pop/rock cuya música

realmente me transmitió un mensaje. Las letras

de sus canciones se fijaron en mi mente,

y mi favorita es:
                ¿Es suficiente
                        amar?
                ¿Es suficiente respirar? …
                Alguien que me salve
                Prefiero ser cualquier cosa
                excepto común
                por favor

El hecho de no tener muchos amigos

siempre me conducía al "mundo feliz" en mi

mente. En ese mundo, soñaba despierta con

conocer a Avril. Ella era mi modelo a seguir en

ese momento, y parecía que era la única que

podía expresar mis sentimientos con palabras.

Este sueño estaba arraigado en mi mente.

¡Se sentía tan real! Entonces, un día entré en su sitio web y vi que iba a dar un concierto en Boston, cerca de donde vivía. ¡Pude comprar entradas para conocerla y saludarla! ¡Qué casualidad! Por supuesto mi mamá dijo que iríamos.

Aprendí entonces sobre el poder de un sueño que arde en las entrañas y se apodera de la mente. Había plantado una semilla, y la esperanza y la voluntad habían regado esa semilla. Eventualmente, se convertiría en lo que había plantado. ¿Estaba loca y pensaba demasiado? ¿estaba en lo cierto?

Quería saber, así que probé con un sueño aún más grande. ¿Qué era lo que quería más que nada en el mundo? Fácil: Quería que la alopecia dejara de controlar mi cuerpo, y que mi recuperación permitiera que mi cabello volviera a crecer.

Ese pensamiento fue un paso enorme hacia la luz. Bien, entonces había plantado la semilla y tenía la esperanza de que crecería. Ahora todo lo que tenía que hacer era imaginar que se hacía realidad y creer que ocurriría. Como decidí soñar a lo grande, me imaginé no simplemente con cabello sino con cabello grueso con reflejos, mi cuerpo radiante y yo hermosa. Me aferré a esta imagen como si fuera un chaleco salvavidas que evitaría que me ahogara.

No lo sabía en ese momento, pero me estaba enseñando a mí misma el poder de la visión. Todo lo que sabía era que era una niña calva deprimida, aburrida hasta las lágrimas, que usaba sus habilidades creativas para soñar a lo grande. Probablemente por esto sigo a las celebridades. Comienzan con un sueño y no lo apartan de su visión hasta que lo hacen realidad. Aunque no

tenía muchos amigos, tenía a las celebridades en

la televisión, en las revistas, y en Internet,

quienes influían en mi vida. Aprendí de los

exitosos. Cuando finalmente comencé a hacer

amigos de nuevo, era lindo tener gente con la

que realmente podía hablar, pero mis oídos

todavía escuchaban la voz inspiradora de las

personas exitosas. Es

una cualidad agridulce que forma parte de mí

hasta el día de hoy, y que siempre me ha

impulsado a ir más allá de los límites de lo que

parece imposible, a entender para quiénes

realmente están hechas las pequeñas

probabilidades.

Para nutrir mi sueño, me iba a la cama a la

noche imaginando cómo quería ser. Cada vez

que me despertaba y nada había cambiado,

me sentía

un poco decepcionada, pero más cómoda con la realidad.

Mi sueño de tener cabello era tan fuerte que, de hecho, podía sentir los dedos correr por mis mechones perfectos. Esto me mantenía positiva. Comencé a seguir la moda y consideraba distintos estilos que me gustaría probar cuando me creciera el cabello. ¿Por qué no? ¿Por qué tenía que perder más cabello? Ya estaba calva.

Uno de los peores aspectos de la alopecia era que no me afectaba solamente a mí. Afectaba a toda mi familia. Siempre fui introvertida, pero en ese momento me sentía tan fea, sin control sobre mi cuerpo, que simplemente me encerré en mí misma. A veces, apretaba la cara contra una almohada y gritaba para dejar salir mis frustraciones. Mi padre, madre y hermano se sentían desesperanzados junto conmigo. Lo que yo sentía, ellos sentían.

Mi hermano Louie y yo somos mejores amigos, y como recibimos educación doméstica juntos, nos volvimos más cercanos Louie y yo tenemos un lazo que otros niños nunca pudieron entender. Cuando perdí el cabello, Louie no sabía qué decir. Nadie sabía qué decir. Todos simplemente me dejaban tranquila y trataban de pasar por alto

el elefante en la habitación.

Lo que me mataba en esa época era saber cuánto dolor sentían mi mamá, papá y hermano por lo que me estaba pasando a mí. Todos juntos perdimos el entusiasmo por la vida. Vieron mi sentido del humor convertirse en llanto día a día. Mi espíritu libre se había ido, y había adoptado una nueva expresión, el ceño fruncido. A pesar de eso, mi familia nunca me trató de manera diferente.

Me daba cuenta de que mi papá no sabía qué decir. Ver la vida de su pequeña niña empeorar no debe haber sido para nada agradable. Saber que, mientras él estaba en el trabajo, yo estaba en casa llorando, traumatizada por algo que él no podía solucionar, era doloroso. ¿Cómo podía decir: "Todo va a estar bien", cuando nadie sabía en realidad si todo iba a estar bien? Sé que en ese momento quería hacerme cosquillas todo el tiempo para verme reír, pero esa alegría era temporal.

Con respecto a mi mamá, ella fue testigo de mi primera zona sin pelo. Ella fue la que programó las citas para ver a los doctores. Se aseguraba de mantener la cabeza en alto para que yo tuviera un modelo a seguir. Mantuvo la familia a flote en los

peores momentos. Continuó dedicándose a brindarnos educación doméstica a Louie y a mí, y se aseguraba de que ambos

recibiéramos igual atención. La vida continuaba

debido a ella. Aunque la mitad de mi persona

estaba encerrada, ella mantuvo mi otra mitad

funcionando, como el protector de pantalla de

una computadora. Ella no dejaba que me

apagara completamente. Estoy segura de que

cuando yo gritaba, ella quería gritar, pero sabía

que tenía que ser mi roca y refugio. Siempre me

mantuvo pensando en un

nivel superior: "Tiene que haber otro camino

para salir de esta enfermedad. No puede ser que

la tengas toda la vida. Tiene que haber otra

salida".

Mi madre tiene la mente joven de una soñadora,

y me ayudó a aprender a soñar a lo grande, sin

limitaciones, y sin dudar de mí misma. Me

enseñó a construir mi propio destino y a nunca

resignarme a algo con lo que no quería conformarme.

Quiropráctica

Mi mamá se hizo amiga de una pareja,

Marge y George, quiénes vivían en la misma

calle que mi abuelo. Su casa estaba a la vuelta de

la nuestra, y ya que todo el tiempo paseábamos

los perros hasta su casa, eventualmente

conocimos a Marge. Era una mujer alta, de

cabello gris, que pasaba la mediana edad. Mi

mamá es muy carismática, y Marge era igual.

Las dos podían hablar durante horas, así que no

me sorprendió que se hicieran amigas al instante.

Un día, mientras caminaban juntas, Marge

mencionó a un quiropráctico llamado Gonstead

al que veía todas las semanas, y que estaba

muy agradecida con la quiropráctica. Mi mamá

le contó que se había lastimado el

hombro hace un tiempo en el gimnasio y que todavía le molestaba. Marge la invitó a un par de talleres, donde los quiroprácticos informaban a los asistentes sobre la importancia de una columna vertebral saludable y sobre los sorprendentes resultados que tenían los ajustes quiroprácticos.

Mi mamá fue a un taller y volvió a casa sin habla debido a todo lo que había aprendido. Anunció que todos íbamos a ir a ver a un quiropráctico, y que había programado citas para que nos hicieran placas radiográficas de la columna.

Fui con mi mamá cuando le hicieron la de ella. Cuando el quiropráctico le mostró su placa radiográfica, remarcó partes inflamadas o irritadas en su columna. No me pareció algo muy importante. Tenía doce años y tenía mayores problemas. Todo lo que quería era ir a almorzar después de la cita. No

entendía cómo trabajaba un quiropráctico. No

entendía cómo hacer sonar la espalda mediante

los llamados "ajustes" podía ayudar, o por qué

era importante. Mi placa radiográfica también

mostró

inflamación e irritación en ciertas áreas.

El quiropráctico no supo de mi alopecia hasta

mi primer ajuste. Tenía que acostarme boca

abajo sobre la cama mecánica. No estaba de

humor para usar el postizo, así que tenía

puesta mi gorra con extensiones. Me dijo que

me pusiera boca abajo y que me sacara la

gorra para que pudiera bajar la cabeza. Me

detuve y miré a mi mamá rápidamente.

"No puede", dijo, y miró al doctor como

diciendo: "Le cuento más tarde".

Le contó de mi condición una vez que mi

ajuste hubo terminado. Dijo: "Nunca he

escuchado que alguien con alopecia haya

recuperado el cabello con la quiropráctica,

pero nada es imposible. Los ajustes no vienen

mal".

No tenía mucha confianza en la quiropráctica

cuando escuché sobre ella, pero mi mamá tenía

una buena intuición sobre esto. Pensó que éste

podría ser un buen camino. Yo también quería

una respuesta, y estaba harta de esperar. Había

estado totalmente calva durante un año y ahora

había perdido la mitad de la ceja izquierda.

***

Mi mamá continuó yendo a los talleres,

a veces con Marge y otras veces sola. Cada vez

que volvía a casa, nos enseñaba todo

lo que había aprendido. Por ejemplo, hacerse

ajustar la columna era una rutina tan importante

como cepillarse los dientes. La columna puede

estar desalineada, y causar problemas de salud y

enfermedades.

La columna vertebral está conectada a los

nervios, y los nervios están conectados a los

órganos y, por supuesto, a nuestro sistema

nervioso. El sistema nervioso ayuda a que el

cuerpo sane cuando está enfermo. Cuando la

columna está desalineada, los quiroprácticos

pueden localizar la interferencia con los nervios

en la columna. Todos tenemos esta interferencia

nerviosa. Afecta a diferentes personas de

maneras diferentes, pero en general, esta

interferencia no permite que el cuerpo sane por

sí mismo. Entonces cuando un quiropráctico

corrige la interferencia, cada ajuste espinal

promueve las habilidades de sanación natural y

mejora el sistema inmunológico.

Luego de aprender todo eso, mi mamá continuó investigando, alimentando sus instintos. Tenía el fuerte presentimiento de que éste era el camino correcto, una pieza del rompecabezas.

Mi familia y yo hemos ido al quiropráctico una vez por semana durante cinco años ya. Mi papá se quebró la espalda hace unos años, y desde entonces ha sentido dolor. Una vez que comenzó con los ajustes, inmediatamente se sintió más liviano. Nunca había tomado calmantes ni se había sometido a cirugía porque sabía que eso sólo aliviaría el dolor, sin necesariamente sanarlo. Los ajustes corrigieron completamente lo que provocaba el dolor. Al día de hoy, todavía se siente fantástico.

La quiropráctica le permite continuar a cargo de

la constructora de la familia, negocio que lleva

adelante desde hace casi treinta años.

Mi hermano comenzó a trabajar en el negocio

cuando tenía dieciocho años. Con un trabajo que

requiere tanto esfuerzo físico, simplemente tiene

sentido que también se realice los ajustes para

mantener su columna alineada y mantenerse

saludable. Mi mamá sentía dolor en el cuello,

en el hombro y hasta la parte de abajo de la

espalda. Antes de ver a un quiropráctico, no

recuerdo noche

en la que no se aplicara una compresa de hielo

en la parte superior de la espalda. Ahora,

mientras se realice los ajustes, no siente dolor.

Nuestros ajustes semanales han ayudado a cada

uno de nosotros de una manera única. Al

localizar y corregir los problemas en la

columna,

nuestros cuerpos comenzaron a sanar.

La quiropráctica realmente le ha abierto los ojos a mi familia respecto de la sanación del cuerpo. Comencé a investigar más sobre la sanación, y sobre cómo las rutinas diarias tienen un gran impacto en nuestra salud y en nuestro cuerpo.

Mentalidad

"No podemos resolver problemas con el mismo tipo de pensamiento que usamos cuando los creamos". - Albert Einstein

A los trece años, estaba calva con alopecia total, y ya había perdido la mitad de una ceja. El próximo nivel, alopecia universal, comenzaba a alcanzarme. La alopecia universal significa que podía perder cada uno de los cabellos de mi cuerpo. Las cejas eran la única característica facial que me hacía lucir un poco normal. Sin mis cejas, el postizo se vería completamente falso. ¿Que se suponía que tenía que hacer? ¿dibujarme cejas todos los días? ¿Y qué iba a pasar si se me caían las pestañas? ¿Tendría que adherirme

pestañas postizas para proteger mis ojos?

¡Otra lista de preocupaciones se sumaba a mi

vida! ¿Qué hice para merecer esto?

No tenía idea de lo que haría si mi familia no

fuera tan comprensiva y me brindara tanto

apoyo. Los únicos pensamientos positivos en mi

cabeza la mayoría de los días eran: "¿Cuándo es

el almuerzo así puedo tragarme los

sentimientos?" y "gracias a Dios que recibo

educación doméstica y no tengo que enfrentar

las opiniones de los niños respecto de mi

apariencia". Los adultos, descubrí, eran más

comprensivos con mi enfermedad, mientras que

la mayoría de los niños me ponían en evidencia

con sus crueles comentarios y con la manera en

que me excluían. Si hubiera tenido que ir a la

escuela todos los días, me habría sentido muy

aislada.

Veía que todos perseguían sus sueños y metas,

mientras yo estaba obligada a enfrentar la realidad. La realidad nos golpea cuando ocurre lo impredecible, y yo definitivamente nunca me había imaginado sin cabello. Puede que haya sido chica cuando aprendí eso, pero también sabía que dependía de mí convertir mi enfermedad en una experiencia de aprendizaje y no en una agobiante circunstancia de la vida. Estaba en mí no perder de vista mi meta de recuperar el cabello. A nadie le importaba más que a mí esta enfermedad, y no dependía de nadie llorar por lo que había perdido. Desarrollé esta actitud: Que sea así, depende de mí. Además, llorar un río solamente iba a ahogarme.

**

Nos mudamos nuevamente dos años más tarde, cuando tenía catorce, a un barrio de clase alta a un par de pueblos de distancia. La casa era nueva pero la habían construido al estilo victoriano. Todos en el vecindario eran muy buenos. Sus personalidades combinaban con las casas increíbles que tenían. Mi hermano y yo hicimos amigos inmediatamente. No puedo recordar la última vez que tuve amigos tan agradables y genuinos. Se sentía bien comenzar de cero nuevamente.

Comencé a escuchar un CD de Joel Osteen. Osteen es un pastor en el templo Lakewood en Houston, Texas, y es el autor de exitosos libros y CDs de audio. La primera vez que escuché su CD, lo imaginé motivando a un pequeño grupo de personas en un pequeño templo histórico de Texas. Cuando lo busqué en la red para ver de qué se trataba, no podía creer lo grande que es su templo de 100 millones de dólares.

Habla de Dios y del pensamiento positivo, y de la manera en que puedes superar cualquier cosa. Mi cita favorita es: "¿Eres víctima o vencedor?" Esa cita ha tenido un gran impacto en mi vida.

No me daba cuenta, en ese momento, de que me estaba comportando como una víctima de mi propia vida, cuando dependía de mí despertar y percibir el aroma de las rosas. Solamente yo podía sacarme de este atolladero. Tenía que aprender a apreciar las cosas positivas que me rodeaban, en vez de concentrarme en las negativas o en un pasado que ya no podía cambiar.

Aunque mi familia no va al templo, considero que somos espirituales. Elegimos ser agradables y comprensivos con los demás, sin dejar que afecten quiénes somos como personas.

El CD de Osteen me hizo considerar el impacto que mis pensamientos y acciones tenían en mi vida cotidiana. Tenía que creer que iba a llegar al lugar donde quería estar. Sólo podía lograr eso con un enfoque que tuviera la visión sobre lo que tenía que hacer para lograr mis objetivos. Lo último que necesitaba eran pensamientos negativos que derrumbaran esa imagen.

Antes cuando me miraba al espejo, todo lo que veía era una niña con una peluca. Ahora comenzaba a verme a mí misma por primera vez en años. Antes no podía mirarme el rostro sin notar primero la peluca o la cabeza calva. El solo hecho de cambiar mis pensamientos hacía que todos los susurros de preocupación desaparecieran porque yo elegía no escucharlos más.

Ahora tenía mucha energía por estar feliz,

comencé a sacar a pasear a los perros con mi mamá y a hacer más ejercicio. No me había sentido tan libre desde antes de perder el cabello, cuando todo lo que hacía era andar en bicicleta y practicar deportes.

Por lo que he observado, la mayoría de las víctimas de la alopecia tratan de solucionar la parte exterior de la cabeza y se preguntan por qué no funciona. Incluso el dermatólogo me brindó una explicación sobre mi cabeza y cabello. ¡Todo lo que oía sobre la alopecia era lo horrible que es perder el cabello, cabello, cabello! Adopté un enfoque diferente. Cambié la perspectiva sobre la manera en que pensaba sobre la alopecia.

De ahí en adelante, no pensé más en el cabello o en lo que tenía en vez de cabello. Ni siquiera pensaba en el postizo que tenía que usar cuando estaba con mis amigos. Para mí, un cambio de pensamiento fue un cambio de vida. Lo que ahora sé es que los pensamientos negativos tienen un efecto dominó. Pensar claramente fue una elección que debía hacer cada vez que pensaba que dependía de mí controlar no simplemente lo que pensaba sino *cómo* pensaba. Independientemente de todo eso, todavía era una joven adolescente con un torbellino de emociones y una larga lista de razones para estar de mal humor.

¿Tengo que usar una peluca, Dios? ¿Por qué yo? ¿Por qué tengo que vivir lo peor que le puede pasar a una niña? Estoy tratando de ser la bella niña que sé que puedo ser. Pero ¿tengo que usar una peluca todos los días o acostumbrarme a ver mi cabeza así? Ya es difícil hacer amigos y luego mantenerlos una vez que descubren mi gran 'defecto'. Veo que las chicas de mi edad tienen citas con chicos en el cine y pienso que eso nunca me va a pasar a mí.

Nadie va a aceptar a una niña fea.

Ésos eran los pensamientos que había tenido

por años, cada noche antes de dormir. Algunas

noches, si tenía suerte, no lloraba. No fue fácil

deshacerme de esos pensamientos, pero lo hice.

Trataba de ver las grandes cosas de la vida y de

dejar a un lado esos pensamientos negativos.

No me había dado cuenta de toda la

negatividad que me invadía. A veces

simplemente necesitas un empujón para

cambiar no sólo tu día sino tu vida entera.

Yoga

Mi mamá conoció a una mujer en el
consultorio del quiropráctico, con la que
comenzó a ir a talleres sobre la salud. Gladis es
una mujer mayor y la inspiración de cualquiera
sobre cómo llevar un estilo de vida saludable. La
invitó a mi mamá a que fuera a una clase de
yoga, insistiendo en que le iba a encantar. Como
Gladis

insistía tanto y hablaba maravillas del yoga, mi
mamá aceptó y fue.

No tenía idea de que el Bikram yoga se practica
en una incómoda habitación calefaccionada.
Usaba pantalones y una camiseta manga larga, y
casi se cae al piso bañada en transpiración. No
volvió más a

Bikram yoga, pero sí le encantó la idea del

yoga. Terminó yendo a una clase común de yoga que se practica en una linda habitación en una enorme casa de playa. Cuando volvió de su primera clase, estaba calmada. Y comenzó a rogarme que fuera. Yo tenía trece años y medio. Al tiempo decidí ir, pero solamente porque ella me sobornó, diciéndome lo hermosa que era la casa. Me encanta la arquitectura. También me encanta levantarme temprano a la mañana y dar una vuelta por el campo. Usaba una gorra con el postizo debajo, para que cuando hiciera poses con la cabeza para abajo, el cabello se quedaría en su lugar. Además, siempre usaba el postizo frente a personas nuevas.

Esta clase no estuvo muy bien para mí. No era que no me gustaba el yoga, simplemente no me podía concentrar y experimentar los sentimientos de "serenidad" con el postizo

cayéndose hacia adelante cada vez que me

inclinaba. Quería salvar mi dignidad así que

no bajaba la cabeza completamente cuando

hacía una flexión. Fue extraño no poder

realizar algunas posiciones de manera

apropiada. Mis músculos tensos e inflexibles

no ayudaban.

Más allá de eso me encantó la gente allí y me

gustaba tener la atención de ser la única niña en

la clase, así que seguí yendo con mi mamá.

Después de un tiempo, nos hicimos amigas de

todos allí.

Mamá les contó sobre mi alopecia. No me

molestó. Una vez que descubrí que podía

confiar en todos ellos, me alentaron a que me

quitara el postizo. Estaba

molesta por no poder hacer yoga apropiadamente

y no poder experimentar el sentimiento que se

suponía que iba sentir, así que un día decidí

dejar la peluca atrás. Estaba muy nerviosa sobre

su reacción, pero todos fueron increíblemente

amables y acogedores. Fue un gran alivio no

tener más la cola de cabello en la cara.

Mi experiencia con el yoga después de eso fue

todo lo que mi mamá había dicho que sería. La

serenidad formaba sólo una parte de lo

fantástica que me sentía. Aunque mis poses eran

un poco apretadas, me había vuelto más flexible.

La dueña del estudio de yoga, Casey, es una

verdadera yogui que siente pasión por su

práctica. Me dijo: "El dolor que sientes la

primera vez que haces una posición ajustada es

una sensación".

Pensé que estaba un poco loca. No había manera de que

el sentimiento que estaba experimentando

fuera una "sensación". Era más parecido a algo

"intolerable". Pero había algo adictivo sobre el

sentimiento de alegría y felicidad luego de

hacer yoga al que no me podía resistir.

Necesitaba ese sentimiento de liviandad más

que nada en el mundo en ese momento. Luego

de practicar las posiciones, pude distender los

músculos tensos, una vez que aprendí a liberar

las tensiones que sentía en general. Era la

mente sobre la materia. Tenía que seguir

practicando hasta que el sentimiento

intolerable fuera completamente reemplazado

por el sentimiento sensacional del que Casey

hablaba.

Ahí fue cuando comencé a sentir los

verdaderos beneficios del yoga. Al

distenderme, los músculos se podían relajar y

podía guiar mi respiración mentalmente a

través

del cuerpo, así el aire limpio eliminaba las toxinas al igual que la lluvia limpia la tierra. Esto es importante para liberar no solamente las toxinas del cuerpo, sino las toxinas de la mente también. Nunca me sentí tan bien. De hecho, sentía que "caminaba sobre la luz del sol".

Comencé a usar un DVD de yoga en casa, para poder disfrutarlo realmente. Practicaba en el living al principio, pero eso no funcionó. Entre mi padre y hermano levantándose para ir al trabajo, mi mamá yendo y viniendo, los perros lamiéndome la cara, y el gato girando a mi alrededor, me distraía todo el tiempo. ¿A qué otro lugar podía ir? No iba a dejar que un par de distracciones evitaran que practicara yoga, así que fui al sótano y encontré una televisión pequeña. Conecté un reproductor de DVD y metí la colchoneta para yoga entre la cinta de correr y la tabla de planchar. En ese momento no tenía una cinta para yoga (que se usa cuando no puedes tocar los pies con las manos o porque te falta flexibilidad), así que usaba un cinturón de cuero. Usaba un zapato como bloque de yoga. La determinación es fundamental. Nada se interpone en mi camino cuando se trata de rutinas que considero importantes. La apariencia del lugar donde hacía yoga no me apartó de la importancia de la práctica. De alguna manera encontré serenidad y

paz. En vez de quejarme de lo feo y oscuro que era el lugar, lo vi como un ambiente pacífico. Lo vi como una manera de estar conectada a tierra estando tan cerca de ella. Eso no es convencerme; eso es motivarme. Buscaba la verdad en palabras positivas en vez de quejarme y

desmotivarme inconscientemente, para no dejar

de lado algo tan importante.

Ahora podía sentir por qué era tan vital realizar

las posiciones de manera apropiada y bajar la

cabeza completamente cuando necesitaba

hacerlo. Realizar la posición del perro boca

abajo, con las manos contra el piso y tratando

de que los talones tocaran el piso, liberaba todas

las tensiones en

la parte de atrás del cuello, los hombros, y los

músculos de mi torso, transmitiéndoles tensión a

las piernas. Luego la tensión se desvanecía

mientras respiraba. Tranquilizaba mi mente, algo

que realmente necesitaba. La calma del yoga

viene con cada estiramiento, mientras liberas las

toxinas a través del cuerpo y las eliminas

mediante la respiración.

Tu mente se encuentra tan tranquila,

simplemente observando la pose

que realizas, inspirando, y luego exhalando durante la realización de la pose.

Creo firmemente que el yoga es algo que tienes que hacer en un mundo lleno de una lista de cosas por hacer. Simplemente detente, estira, y respira. Es más fácil para mí mantenerme positiva cuando estoy relajada y tengo la cabeza en alto, aclarando mis pensamientos y manteniendo la mente presente. El yoga sacó ese agobiante dolor emocional que sentía en el pecho.

Cuando falto a una práctica de yoga o me olvido de respirar, cierro los ojos, y pienso en dónde estoy y en todo lo que pasé, y siento de nuevo esas emociones atrapantes que solía tener. El yoga me ayuda a distenderme y a abandonar el dolor. Me

ayuda a mantenerme conectada a tierra y presente.

Cada pose

me hace más y más consciente de dónde me encuentro. Con cada práctica me sentía más y más liviana.

En el yoga, cada pose aprieta diferentes órganos internos, ayudando a liberar las toxinas. No me di cuenta de que debido a que estaba tan tensa, no iba al baño regularmente. ¡Si eso no es dañino para mi cuerpo, entonces no sé lo que es! El yoga redujo mi ansiedad y tensión; realmente podía sentir cómo disminuían. Eso le dio a mi cuerpo la oportunidad de concentrarse en la sanación del sistema inmunológico.

También me di cuenta de que rodearse de gente positiva en el estudio de yoga realmente marcaba una diferencia. Me sacaron del cascarón, y realmente volví a la vida.

He desarrollado un par de trucos rápidos para

la mente cuando no es práctico realizar una rutina de yoga completa. El truco es hacer cualquier cosa que te permita estar presente y concentrarte en lo que es importante. A veces me sumerjo tanto en mis problemas, que me olvido de lo que me rodea. Cada vez que no puedo salir de mi cabeza y mis decisiones no tienen sentido, sé que tengo que ir a acostarme o a tomar una siesta. Otras veces, cuando necesito un pequeño descanso,

me siento en los escalones del frente y me conecto con el presente. Mi mente se detiene y concentro mis pensamientos en los sonidos de la naturaleza. Mi sonido favorito es el de los pájaros cuando se comunican.

También me gusta salir a caminar, con o sin nuestros perros. Cuando estoy con mascotas, generalmente me detengo y los acaricio, permitiéndome estar tan presente como ellos.

A mi mamá y a mí nos encantan las bandas sonoras de nuestras películas favoritas. Escucharlas siempre nos hacen sonreír, especialmente la banda sonora de *Bajo el Sol de la Toscana*, protagonizada por Diane Lane. En la película, la protagonista pasa por una época terrible y termina construyendo una vida nueva y mejor para ella. Me relaciono con esa historia. Cada vez que escucho esa banda sonora, me siento poderosa.

También escucho CDs de comedia. Son una manera genial de mejorar mis pensamientos y de reír. Nunca me reí tanto como cuando escuché el CD de comedia de Dane Cook. Lloraba de la risa, y tuve una sonrisa estampada en la cara durante mucho tiempo. Le daba a mi mente un poco de alivio y mi cuerpo se sentía mejor que nunca.

Mi familia también descubrió que una manera de sentirse realmente positivo es mantener a la gente positiva en nuestras vidas. Es increíble cómo, cuando nos relacionamos con gente que realmente disfruta de la vida, sonreímos con mayor frecuencia. Esto es clave en el proceso de eliminación. Tuve que aprender a sacar a las personas negativas de mi vida para convertirme en una persona positiva y consciente. Mi familia y yo sacamos de nuestras vidas a la gente que

que tenía un impacto negativo en nosotros o podía afectarnos de manera negativa. Las personas tienen influencia en otras personas. Noté

que mis pensamientos eran más positivos sin Míster Melancolía y sin la Srta. Sarcástica El resultado para todos nosotros fue

un ambiente más liviano y menos tenso.

Audio libros Inspiradores

Un audio libro que mi mamá y yo amamos es *La Última Lección.* Es sobre un profesor de informática llamado Randy Pausch. Cuando tenía cuarenta y cinco años le diagnosticaron cáncer de páncreas terminal y escribió un libro sobre su última conferencia, la que dio un año antes de morir. Esa última conferencia giraba en torno a la pregunta: "¿Qué sabiduría impartirías al mundo si supieras que es tu última oportunidad?" Su respuesta: realizar de verdad los sueños de tu infancia.

La pregunta es una pregunta típica, pero no en su situación. Simplemente escucharlo me abrió los ojos.

Era emocionante escuchar lo fuerte que era. La manera en que vivió el último tiempo de su vida me enseñó muchísimo.

Los libros son, por supuesto, una gran fuente de información, y los audio libros son una manera fantástica de sentirse inspirado y motivado. Uno de mis audio libros preferidos de todos los tiempos es *El Estudio de China*. Luego de escucharlo, digamos que nunca más tuve problema para ordenar comida saludable cuando salía a comer. Los autores, T. Colin Campbell, PhD, y su hijo, Thomas M. Campbell, MD, te dejarán boquiabierto con la información que debes saber sobre lo que estás comiendo. Hasta mi hermano dejó su revista de deportes a un lado para escuchar y hacer preguntas. Este libro es informativo, útil, y te abrirá los ojos a ti y a tu familia. A mí me dio otra dirección para guiarme en mi plan de salud.

Ésos son mis libros preferidos, los que realmente

me cambiaron la vida y me abrieron los ojos para

ver más allá de la enfermedad. Reconozco el

poder del pensamiento, y cómo mi manera de

pensar no puede simplemente crear mis rutinas

diarias,

pero sí las convierte en elementos fundamentales

en mi vida, y esto hizo que, de hecho, me

levantara e hiciera algo.

Sueño

Mi estilo de vida está lleno de rutinas esenciales que requieren estabilidad. El sueño es una de ellas. Si no duermo

lo suficiente, soy un desastre como le ocurre a la mayoría de la gente. Toda rutina requiere de disciplina. Si no puedo tener la disciplina de acostarme a una hora que me permita tener de ocho a diez horas de sueño, entonces, ¿cómo voy a vivir una vida equilibrada si no soy un ser humano equilibrado?

Si no podía convencerme de mantener una rutina disciplinada que asegurara el equilibrio, entonces no iba a tener la mentalidad ni para salir de la cama o apagar la televisión. Mucho menos hacer comida saludable y ejercicio. Me di cuenta de que cuando estaba cansada, no había hecho las cosas correctamente. Es mejor para mí ponerme al día durante más o menos una hora y enseguida, que pagar las consecuencias los próximos días. Porque soy susceptible a las enfermedades, mi cuerpo necesita el sueño para sanar y recuperarse. El cuerpo entra en modo de restauración cuando dormita (de ahí los nombres sueño de belleza, descanso y reparación). Si está pidiendo dormir, he aprendido a escucharlo, me distiendo y tomo una siesta. Esto es importante especialmente para mantener mi energía en general y estar lúcida. Yo me doy cuenta cuando no duermo lo suficiente, me siento mareada y altero mi rutina entera inconscientemente.

Esto va para los amigos también. Si tienes a esa persona en tu vida (Lucy Trasnochada o Pedro Fiestas) que insiste en que te quedes despierto con ellos o en que salgas hasta tarde durante la noche, piensa en ti. Si eso va a interferir con tu rutina de sueño, no vayas. Mi

familia y yo abogamos por la importancia del

sueño y de cómo las siestas de gato pueden

ayudarte a mantenerte fresco, lúcido, y a tener un

gran día en general. Nunca dejo que la fatiga se

apodere de mí. La elimino yendo a mi

habitación, cerrando las cortinas y tomando una

siesta. Si no estoy en casa cuando me siento

cansada, voy a mi auto, trabo las puertas, y

reclino el asiento hacia atrás. Duermo una siesta

o simplemente descanso los ojos para estar más

lúcida. Hacer esto me ayuda a conectarme a

tierra y a despejarme, para continuar con la vida

diaria y, al mismo tiempo, disfrutarla. Cuando

el cuerpo te pide dormir, es importante

escucharlo. El sueño restaura el cuerpo, y

ahora que duermo todo lo que necesito, mi

calidad de vida ha cambiado completamente.

Es como si

hubiera tenido la visión borrosa y ahora pudiera ver claramente. He oído a personas decir que duermen solamente cuatro o cinco horas por noche y que eso es todo lo que necesitan. Pero eso es sólo porque se han acostumbrado a esa cantidad de horas de sueño. El cuerpo puede continuar así sólo por un tiempo (como un muñeco a cuerdas, de repente dejará de funcionar).

Movimiento

"Quien no encuentra tiempo para el ejercicio físico, tarde o temprano, encontrará tiempo para la enfermedad."" - Edward Stanley

Aunque considero el yoga necesario tanto para el cuerpo como la mente, creo, de igual manera, en el poder del ejercicio tradicional. El ejercicio cardiovascular y el entrenamiento de fuerza ayudan al cuerpo a desintoxicarse naturalmente, y esto trabaja mano a mano con una dieta saludable. Transpirar por los poros, especialmente durante una rutina cardiovascular, tiene un efecto desintoxicante y de limpieza. Las toxinas se liberan desde el interior hacia el exterior.

Mi rutina de entrenamiento es simple. Me uní a un gimnasio, donde camino o troto en la cinta, hago un poco de entrenamiento de fuerza con pesas livianas, y me concentro en el yoga. Y también me queda energía para jugar al baloncesto o andar en bicicleta. Siempre que mantenga mi cuerpo en movimiento y no me quede sentada todo el tiempo está bien, eso es lo que importa. Completa mi estilo de vida saludable.

Hay muchísimas formas diferentes de realizar ejercicio. A veces me harto de la misma rutina aburrida y no quiero ir al gimnasio. Aprendí que está bien no ir al gimnasio todos los días, mientras mueva el cuerpo de alguna manera. Ocurre lo mismo, no importa la manera en qué ejercite. Cuando no voy al gimnasio, me aseguro de hacer algo: tirar al aro, caminar, nadar, correr, caminar hasta el centro

comercial, o hacer yoga. ¡Hay tantas maneras

de mover el cuerpo! Mi rutina no es aburrida, y

de esa manera, es realista. Elijo partes de

diferentes ejercicios y formas de movimiento

y los incorporo a mi rutina. No necesito hacer

entrenamiento intensivo para mantenerme en

forma y estar saludable. Eso no duraría mucho

de todos modos. Simplemente mantengo mi

cuerpo en movimiento.

El movimiento va más allá de estar flaco y

verse bien. Cuando muevo mi cuerpo, noto que

me siento más feliz. Ése es mi cerebro

liberando

químicos saludables llamados endorfinas. Las

endorfinas reducen la percepción del dolor, lo

que las convierten en una alternativa natural a la

medicación. Además, el ejercicio reduce el

estrés, haciéndome sentir más positiva

y despierta, con una perspectiva energizante de la vida. El ejercicio regular ha probado reducir el estrés, evitar la ansiedad y la depresión, elevar la auto-estima, y mejorar el sueño. Además de todo eso también fortalece el corazón; aumenta los niveles de energía; reduce la presión sanguínea; mejora la fuerza y el tono muscular; ayuda a reducir la grasa, que es tóxica y una carga para el cuerpo; y mantiene el cuerpo en forma y saludable de adentro hacia afuera. El ejercicio es un efectivo, y aún así poco utilizado y subestimado, tratamiento para algunos problemas de salud. La mayoría de la gente sólo considera el ejercicio como una manera de mejorar la apariencia, pero en realidad el ejercicio tiene habilidades sanadoras naturales y por eso se le debe dar más importancia.

Dieta

"Tomates de Alta Tecnología. Leche Misteriosa. Supercalabaza. ¿Se supone que debemos comer esto? ¿o esto nos va a comer a nosotros? - Annita Manning

Como recibí educación doméstica, tenía mucho tiempo para pensar. Tuve el lujo de poder estudiar de manera independiente. Comencé a realizar investigación sobre la alopecia en Internet. Aún no encontraba nada nuevo. Pero no dejé de investigar.

Sí leí sobre los químicos que se encuentran en los productos de limpieza del hogar, y en otros elementos de uso cotidiano. Leí que pueden ser nocivos para el cuerpo. Hice que mi mamá leyera lo que estaba estudiando.

Ese día salimos y llenamos las repisas con productos de limpieza que no tuvieran tóxicos. Esto realmente me intrigaba, y continué estudiando sobre los químicos, venenos, y toxinas con los que entramos en contacto en la vida cotidiana. Así fue que descubrí la comida orgánica y aprendí que lo que sea que comiera que no estuviera certificado como orgánico tenía químicos. ¿Estaba comiendo químicos? Le conté a mi mamá, y dijo que había oído de la comida orgánica pero que nunca había buscado información sobre ella. Leyó lo que yo había encontrado y se alarmó. Estaba haciendo pollo para cenar esa noche, y con lo que habíamos descubierto, no pudimos comerlo. No cuando sabíamos que un pollo no orgánico es inflado con químicos tóxicos y que se lo alimenta mal para que engorde.

Cuando imagino una granja en la que se crían pollos para el consumo, imagino pasto verde y un corral lleno de aves de corral, vallas blancas y un par de gallineros limpios. La imagen es correcta, pero eso es lo que ocurre en una granja que cría pollos orgánicamente. Una granja convencional, no orgánica, se parece a una vivienda calefaccionada en la que los pollos se encuentran hacinados, pollos vivos y muertos todos juntos ahí adentro. Les inyectan esteroides para inflar el tono muscular como físicoculturistas, y así poder alimentar a la población humana que crece constantemente. Todos esos esteroides terminan dentro de la persona que elige comer ese pollo. Algo muy diferente a lo que ocurre con un pollo que ha sido criado orgánicamente, diría yo. Esto se aplica a todas las comidas de origen animal, excepto los mariscos. Los mariscos son mejores cuando son silvestres. El pescado silvestre generalmente es mejor (alto en omega 3) y está menos contaminado que el pescado criado en granja.

Así que consumo comida orgánica, evitando lo tóxico en todo lo que como. Ese pollo fue el comienzo de todo para mí. Volví a lo básico: eres lo que comes.

"Cuanto mejor sea la calidad de los alimentos que consumes, menos daño químicamente inducido tendrá que reparar tu cuerpo".

(Wellnessresources.com)

***

Cuando perdí el cabello, traté de entender cómo ocurrió. Es como cuando terminas una relación con alguien. Te sigues preguntando:

¿Qué ocurrió?

¿Qué podría haber hecho de otra manera?

Estas preguntas sobre la alopecia estuvieron
siempre en el centro de mi mente. Seguía
tratando de encontrar una razón por la que había
ocurrido, o me preguntaba "¿por qué a mí?"
Cuando encontré información sobre la toxicidad
en el cuerpo y sobre comida orgánica saludable,
comencé a pensar fuera de la burbuja. Ya que no
podía contestar ninguna de estas preguntas en
mi cabeza o encontrar algo que podría haber
hecho de otra manera, pensé en la comida que
había consumido toda la vida. Mi familia estaba
formada por estadounidenses promedio que
tenían una dieta típica a base de comida tóxica.
Hasta ese momento no me había dado cuenta
del impacto que la dieta tenía sobre el cuerpo.
Si consumir comida orgánica significaba dejar
de consumir comida tuviera tóxicos, entonces

¿qué estaba comiendo mi familia? Es como si tu

restaurante de comida rápida favorito anuncie

que ahora está sirviendo carne "blanca". Bueno,

¿qué estaba sirviendo antes? Me di cuenta de

que podía estar en el camino correcto. Quizás

era una pieza de la intuición de mi mamá.

No encontré ninguna respuesta para la pregunta

¿por qué a mí? Pero si no podía encontrar la

razón por la que esto me estaba ocurriendo a mí,

entonces, quizás debía dejar de hacerme

preguntas y enfocarme en el presente. La

realidad era que tenía alopecia y no tenía idea de

por qué. La realidad era que estaba consumiendo

comida tóxica. Así que, para mantenerme en la

realidad y dejar de pensar en preguntas sin

sentido, mi nueva meta fue consumir comida

orgánica y pensar en los ingredientes que debería

consumir. Quería alimentar mi

cuerpo con ingredientes limpios y sanarlo de la comida tóxica. No estaba segura de que hubiera una conexión entre consumir comida tóxica y perder el cabello. Lo que sí sabía era que aunque no tenía control sobre mi alopecia, sí tenía control sobre los alimentos con qué alimentaba mi cuerpo. La comida era una decisión que podía tomar todos los días que podía afectar mi cuerpo de una manera positiva y ayudarlo a sanar o a mantener una buena salud. La comida podía afectar mi cuerpo negativamente. Me resultaba obvio que la comida alterada químicamente podía dañar mi cuerpo. Eso era lo último que una persona con una enfermedad autoinmune necesitaba.

Mi mamá y yo estuvimos de acuerdo en que debía sacar los carbohidratos refinados, los azúcares refinados, el gluten, y la carne roja de mi dieta. Sospechaba que podían incrementar la susceptibilidad de una persona a las enfermedades autoinmunes ya que todo eso dificulta la digestión, mantiene la toxicidad adentro, y son productos refinados. Que un alimento sea refinado significa que le han sacado la única parte que era nutritiva mediante un sistema de procesamiento, por lo que las comidas refinadas se llaman también comidas procesadas. ¡No hay nada bueno en la comida que no tiene valor nutricional! Comencé a comer más verduras, frutas, frutas secas, semillas, granos integrales, pescado y ave. Esta dieta me ayudaba tener una mejor digestión y ayudaba, naturalmente, a que mi cuerpo se desintoxicara con frecuencia, en vez de esporádicamente. La carne roja, el gluten, los carbos refinados, y los azúcares refinados eran una carga para mi cuerpo. Esta comida es difícil de digerir, se queda en el colon y fermenta. ¡Eso sí que es tóxico!

Lo primero que mi mamá y yo notamos fue que el precio de la comida orgánica era más alto que el de la comida convencional. Pero pensamos esto: pagamos ahora o pagamos más tarde. Mi familia tomó la decisión de destinar dinero a nuestra salud, que es la mejor inversión. Nuestros dólares van a la comida que consumimos y no a visitas al doctor o medicamentos. Quisiera mencionar que ya casi nunca nos enfermamos.

En ese momento mi papá compraba cuatro o cinco tazas de café todos los días en su cadena de café favorita. Calculamos el costo de ese pequeño pero insalubre hábito. ¡Estaba pagando $3770 al año por falsa energía! Estaba feliz cuando dejó de beber sus tazas de Joe. Al principio tomaba solo una o dos tazas de café orgánico en casa. Luego dejó el café por completo, comenzó a beber té de hierbas descafeinado y un batido verde saludable que hacíamos en casa una vez al día. Entendió que la comida orgánica era más importante que ese hábito insalubre. Elegimos lo obvio, saludable en vez de insalubre.

Desde temprana edad siempre esperaba con ansias la hora de la comida y apreciaba la buena comida. Era muy normal en mi casa ordenar una pizza y sándwiches un par de noches a la semana para la cena. Otras noches comíamos comida cómoda: carne, papas y una verdura. Durante el día generalmente comíamos algo rápido, especialmente, sándwiches, los que me encantaba hacer. La primera vez que mi mamá me dejó usar la cocina hice un sándwich de cortes fríos.

Por supuesto, también nos encantaba ir

a nuestro restaurante de comida rápida favorito.

Siempre ordenaba lo mismo: tiras de pollo frito y

papas fritas con una gaseosa, y si tenía ganas, un

helado de vainilla también. Sin mencionar que

mi familia también salía a cenar al menos una

vez por semana a los restaurantes que

considerábamos "los mejores". Como

frecuentábamos los mismos restaurantes, mis

padres se habían hecho amigos de las personas

que trabajaban allí. Mi hermano y yo solíamos

ordenar el menú para niños, hasta que mis padres

nos alentaron a probar sus platos. Nuestros

gustos cambiaron rápido. Pasamos de comer tiras

de pollo frito y papas fritas

a pollo a la parmesana. Nos volvimos

prácticamente profesionales ordenando comida.

Los amigos que teníamos en ese entonces

siempre ordenaban pizza y comida para niños, y

nosotros les decíamos: "No, prueba esto". Nos

gustaba tanto la comida con buen sabor

que también nos encantaba cocinar en casa.

Recuerdo que, una vez, mi paladar estaba tan acostumbrado a esos sabores que no quería comer otra cosa que no fuera comida deliciosa. Se podría decir que tengo un paladar exigente. Honestamente, si algo no tiene buen sabor, no vale la pena comerlo.

En cada restaurante que comíamos, comía como una reina. Es difícil dejar de comer comida tan rica, y con rica me refiero a las comidas que básicamente se ahogan en salsas de mantequilla. La comida promedio no era lo suficientemente buena para mi hermano o para mí. Mis padres probablemente se preguntaban qué monstruos habían creado, pero ellos eran iguales de pretenciosos con su comida. Cada plato tenía que ser una explosión de sabor o nuestros sentidos se aburrían. A mi mamá le costaba satisfacer nuestras preferencias, pero como recibíamos educación doméstica, salíamos

mucho a almorzar. Comer sano no estaba en

nuestra mente en ese momento, pero cuando me

propuse ser saludable como objetivo, no fue

para nada fácil.

Llenamos la cocina con comida orgánica, pero

realmente no sabíamos qué hacer con ella. La

comida orgánica tiene un sabor más limpio que

la que tiene químicos, pero eso no significa que

no tiene sabor. Estábamos dejando que nuestros

pensamientos sobre algo que considerábamos

extraño hicieran todo más complicado de lo que

realmente era. Mi mamá comenzó a cocinar con

libros de cocina. Si los ingredientes incluían

leche, usaba leche de coco orgánica o leche de

arroz. Si incluían mantequilla, la reemplazaba

con ghee (mantequilla clarificada) o mantequilla

orgánica común, pero

usaba un cuarto de la cantidad que figuraba. Mi hermano y yo, ya críticos culinarios, probábamos el primer bocado, con miedo de que tuviera sabor a caca de mono, pero nuestras expectativas estaban siempre equivocadas. Ahora que cocinábamos con comida orgánica fresca, todo tenía un sabor mucho más claro, liviano y rico. Antes, pensaba que la felicidad se encontraba en el fondo de una caja de galletas. Ahora la felicidad proviene de lo bien que me siento y de toda la energía que tengo.

Trataba de no comprar comida insalubre. Si quería evitarla, entonces directamente no la compraba. Ésa fue mi manera de seguir hacia adelante y de tratar de progresar. Tenía que dejar que mi cuerpo enviara energía a los lugares correctos, permitiendo que se sanara.

Especialmente

porque mi cuerpo estaba combatiendo una enfermedad. ¿Cómo podía mi cuerpo concentrarse en sanarse cuando estaba tratando de entender qué era lo que yo comía y lo que tenía que asimilar?

Pero el hecho de que me había topado con la comida orgánica no impidió que siguiera informándome. Mientras continuaba investigando, descubrí unos artículos y sitios web sobre el batido verde. Se dice que es lo mejor que puedes hacer por tu salud. Ya que esto era nutrición en un vaso, ayudaba a la digestión de una manera única. Eso me ayudó a desintoxicarme naturalmente y a purificar el cuerpo mientras los nutrientes se absorbían en el tracto intestinal. ¡Los intestinos miden 6 metros de largo! Imagina si todo eso estuviera lleno de comida dañina, atrapada en los pliegues del colon. Cuando hablo de batidos, no me refiero simplemente a agregar agua, frutas y verduras a los productos energizantes. Confía en mí, ¡es delicioso!

La mayoría de la gente está acostumbrada a obtener energía de las bebidas con cafeína. ¿Por qué no beber un batido en vez de eso? Prometo que tu cuerpo no colapsará después. Los batidos le dan a tu cuerpo energía natural (¡real!) alimentando todo tu cuerpo, no estimulando tu cerebro como si fuera un muñeco a cuerda.

Mi familia y yo comenzamos a hacer batidos con una licuadora de cocina normal.

Terminamos quemando el motor del aparato haciendo un par de experimentos. Mi mamá decidió comprar una licuadora de calidad comercial.

Eligió Vitamix. Fue un poco cara, pero cinco

años después todavía funciona como nueva. Y la textura que le daba al batido no tenía comparación.

Al principio hacía batidos con agua, varias frutas, verduras de hojas verdes, y otras verduras. Lo suficiente para hacer un batido de veinte onzas. Luego comencé a divertirme haciendo batidos para mantener contento el paladar y vivos los sentidos y no aburrirme con la misma bebida todos los días. A las frutas, verduras verdes, y otras verduras les agregaba diferentes ingredientes, como vainilla, leche de coco, canela, mantequilla de almendra, mantequilla de cáñamo, e incluso especia de pastel de calabaza. Simplemente lo mantenía saludable. Soy tan buena haciendo batidos deliciosos que puedo hacer que tengan el sabor del frapé o de mi helado favorito. Pero cuando me voy a dormir a la noche, pienso en cómo quiero comenzar la mañana para ¡darme con el gusto! La cantidad de frutas y verduras que hay en mis batidos es más de lo que solía consumir en una semana. Ahora los bebo y disfruto todos los días. (En la última parte del libro, encontrarás las recetas para realizar algunos de mis batidos favoritos, y otras recetas también).

Si eliges consumir comida orgánica, asegúrate de que la comida que compras sea realmente orgánica. Asegúrate de que tenga una etiqueta que diga "Certificación Orgánica". Esto significa que el gobierno certificó que la(s) granja(s) cumple(n) con los estándares aprobados por el Departamento de Agricultura de los Estados Unidos (USDA). Para aprovechar los beneficios de la comida orgánica sin vaciar la cuenta bancaria, aquí hay algunos consejos de mi familia sobre qué comida puedes comprar que no sea orgánica.

Compra la comida no orgánica que tenga piel gruesa, como el avocado, la berenjena, la cebolla, la banana, la piña, el mango, la sandía, y los guisantes.

Hacemos trampa con algo de comida no orgánica. Prefiero destinar dinero a una manzana orgánica fresca que contiene nutrientes en vez de comprar una galleta procesada que comía de vez en cuando.

Lo que comemos con constancia es siempre orgánico. Recuerda que eres lo que haces y lo que comes. No me canso de repetirlo.

A veces se requiere de persistencia y constancia para derrumbar las paredes que evitaban que vieras las cosas de otra manera. Siempre me daba crédito y me alentaba durante estas transiciones, a veces,

difíciles.

Desintoxicación

Ya que estaba comiendo tan sano, mejorando naturalmente mi sistema digestivo y promoviendo los movimientos intestinales, mi cuerpo comenzó a desintoxicarse. No me había dado cuenta de la cantidad de comida vieja (heces) que hacía mi cuerpo pesado.

Cuando la comida vieja se queda demasiado tiempo en el cuerpo, fermenta, de la misma manera que cuando se pasa su fecha de vencimiento. Eso provoca problemas de salud y enfermedades.

El cuerpo le habla a cada uno de manera diferente, y nuestro cambio en la dieta tuvo un efecto diferente en mi mamá.

Durante años había tenido que tomar medicinas para el colesterol alto. También había sufrido de síndrome del intestino irritable (SII) Recuerdo que una vez se encontraba

bañada en transpiración, tendida en el piso del baño como pintura húmeda.

¿Quién diría que consumir comida saludable afectaría cada uno de los aspectos de nuestra vida? La vida de todos en mi familia cambió, y el SII de mi mamá desapareció increíblemente rápido. Ya no nos sentimos como basureros andantes llenos de residuos apestosos. Piensa en lo que eso le estaba haciendo a nuestra salud. En mi experiencia, los malos hábitos alimenticios llevan a problemas de salud y enfermedades.

**

Continué leyendo, y por primera vez realmente supe que estaba en el camino correcto, justo como las intuiciones de mi mamá le habían dicho. La desintoxicación ocurre cuando el cuerpo se deshace de las toxinas que son dañinas para el sistema.

Bingo. En ese momento supe que estaba en el camino correcto.

Mi cuerpo tenía que volver a empezar.

La manera en que imaginaba la desintoxicación

era pensando en un bebé. Los bebés se

encuentran en la forma más pura cuando nacen.

Son vasos claros y limpios con un cuerpo puro,

piel sin defectos, ojos claros, y pensamientos

limpios. Son el ser humano perfecto. La

desintoxicación me permitiría comenzar de

nuevo. Me podría deshacer de todas

las toxinas que estuvieran dañando mi cuerpo.

Ya que las enfermedades y los problemas de

salud ocurren en el interior del cuerpo, dirigí

mi mente a la fuente.

Como participante ocupada de la vida diaria,

consumida por mis hábitos y horarios, cuando

apareció mi alopecia no sabía nada sobre cómo

funcionaba mi cuerpo. Si me hubieras

preguntado cuando tenía doce,

probablemente habría mencionado la pirámide alimenticia

que me enseñaron en la clase de "salud" en mi antigua escuela. Cuando el profesor decía algo sobre la mecánica del cuerpo, yo no tenía idea de lo que estaba hablando.

Al igual que todos, yo pregonaba la cuestión de la salud comiendo una guarnición de verduras recalentada en el microondas en una bolsa de plástico. La verdad es que, si no sabes lo importante que es la salud, entonces simplemente no lo sabes. Si el papá de mi papá le enseñó que las salchichas y los frijoles es una buena comida, entonces salchichas y frijoles es lo que habrá para cenar. Las probabilidades son que él se va a alimentar de esa manera hasta que aprenda algo diferente. Luego de informarse, depende de él cambiar sus hábitos alimenticios. O no. Estás adquiriendo información sobre la salud ahora. Aunque, al fin y al cabo, éstas no son más que palabras en papel. Aunque estas palabras son verdaderas y, espero, inspiradoras, no significa que realmente te embarcarás en este proceso de salud. Quizás pruebes este estilo de vida y luego comas esa porción de torta a la que estabas tratando de resistirte y te des cuenta de que simplemente no tienes la fuerza de voluntad para llevar a cabo un cambio tan grande. O si eres adulto y has vivido con la alopecia por muchos años, quizás te digas que eres demasiado grande para siquiera considerar cambiar tu estilo de vida. O si eres un niño como yo era, probablemente estás apurado por recuperar el cabello, así que intentarás cualquier cosa.

Este libro es para las personas de todas las edades, para inspirarlas y motivarlas. Este libro pretende abordar algo que va más allá de una enfermedad. Este libro es sobre la salud. Tu único cuerpo está, por alguna razón, luchando contra sí mismo. Este estilo de vida puede reajustar ese modo de defensa en el que se encuentra. No veas estas sugerencias como obstáculos, sino como partes de una divertida transición para ti. Estaba muy emocionada con mi cambio de vida al ver que mi cuerpo eliminaba las toxinas y adquiría una salud radiante. Me siento renacida, sin defectos interiores. ¿No es así como todos deberían sentirse? Luego de sentirme tan bien al eliminar todas las toxinas de mi cuerpo y de mi casa, llegué al punto de salud automática. Me sentía increíble, y ésa fue la clave para saber que me encontraba en un estado de sanación constante. Sabía que podía mantenerme sana siempre si mantenía mi vida limpia y libre de toxinas. Amaba mi nueva vida, y la ironía es que, si no hubiera tenido alopecia, nunca habría encontrado el bienestar. Ser susceptible a una enfermedad es

como vivir con un entrenador estricto sonando

el silbato, alguien que me hace cumplir con el entrenamiento por mi propio bien.

***

Puede que seas principiante en las primeras etapas del aprendizaje sobre cómo llevar una vida saludable, pero ¿y qué? Yo no sabía todo al principio. Comencé con un poco de información que encontré mientras investigaba. Pero al menos me levanté de la silla y comencé a moverme una vez que me informé. Habría matado

por un libro como éste que me mostrara el camino, que me mostrara que había alguien allí con la misma condición que estaba en completo control de ella.

Tú tienes este libro. Comienza con la información que he provisto y a partir de allí construye lo que sabes. A veces sabemos qué es lo correcto por instinto, sentido común, o simplemente conectando información que hemos reunido de otras personas y de nuestra experiencia. Este proceso por el que abogo no es un tratamiento. Es un estilo de vida, y está completamente en tus manos. Tu propia salud es tu viaje, no un destino. Tú eres el vehículo que realizará este viaje. Todo lo que tienes que hacer es tomar la decisión de conducir.

Si me preguntas, una buena salud es más prometedora que las inyecciones de esteroides y realmente tiene más sentido. Los tratamientos son una manera de "engañar al sistema", usando un parche para cubrir lo que funciona mal. Yo elegí revivir con la salud. Me podría haber quedado calva y probar las inyecciones de esteroides, los que me habrían dañado no sólo la cabeza sino el cuerpo entero. Si hubiera tomado esa dirección, ¿dónde me encontraría? Calva y programando inyecciones de esteroides, esperando que funcionen. En vez de eso, elegí lo que pensé que era el camino más difícil, pero el más prometedor a largo plazo. Me tomé el tiempo y realicé cambios que resultaron en un estilo de vida diferente, no en un horario. Sí, me llevó trabajo ganar primero el conocimiento y luego la salud, pero lo logré. Mientras algunas personas se dirigen al doctor para su próxima inyección dolorosa, yo estoy en casa preparándome para hacer ejercicio y preparando algo saludable para comer.

***

Antes pensaba que las personas gordas eran gordas y las personas flacas eran flacas y listo. También pensaba que si salía todo bien en tu chequeo físico anual, entonces eras sano y estabas libre de enfermedades. No es tan simple.

Te conviertes en lo que comes con el tiempo. Ya sea que tengas sobrepeso, problemas digestivos, o algo más serio como una enfermedad cardíaca de

diabetes tipo 2, un efecto es un efecto y siempre tiene una causa. La mayoría de las cuestiones del cuerpo se piensan desde una perspectiva equivocada. Tantas personas están buscando la respuesta o la cura e ignoran lo que comen todos los días.

Alimenta tu cuerpo con lo que él quiere y luego verás lo que ocurre.

Por primera vez tuve que alimentar mi cuerpo y no mis antojos. Tenía que pensar en lo que *debía* comer, no en lo que *quería* comer. Eso no es una tarea fácil para nadie, pero dejé de pensar en eso como una tarea y lo consideré una elección de estilo de vida. Me hice la rutina de levantarme cada mañana, hacer un batido, y asegurarme de tener bocadillos saludables para comer durante el día. Nadie me obligaba a hacer esto; todo formaba parte de lo que yo quería. Tuve que atravesar mi zona de confort

para conseguirlo, pero ahora estoy orgullosa de la manera en que me alimento y de las elecciones que realizo. Mientras mis amigos ordenan pizzas grasosas y comen golosinas, yo hago

mis propias pizzas con ingredientes frescos y postres mucho más saludables. Disfruto estas decisiones por y para mí porque me hacen sentir bien. Respeto la salud, y sí coloco mi propia salud sobre un pedestal. Mis nuevas decisiones de vida convirtieron mis peores días de preocupación sobre el cabello en resultados que una vez solo podría haber soñado.

Una vez que adopté otra perspectiva hacia la

salud y dejé de verla como un experimento

científico, todo se acomodó solo. Naturalmente.

Lo mejor de las rutinas es que te conviertes en

lo que haces repetidamente.

Vitaminas

Durante mi viaje en la investigación, aprendí que las vitaminas son cruciales para la salud y son generalmente lo que les falta a las personas. El sentido común me dijo que no tomara simplemente las vitaminas con rico sabor que vienen en forma de un lindo animal, sino vitaminas *esenciales*. Ya que me sentía tan bien con mi nuevo estilo de vida, ¿por qué no agregar algo que es tan esencial para la salud?

Así que comencé a tomar:

Aceite de pescado: 1-2 cucharaditas tamaño té de la forma líquida o 4 cápsulas. La mayoría de la gente se queja del sabor de la forma líquida, pero cuando tiene sabor limón, sabe como un limón con aceite. Esto es algo de lo que no me puedo quejar, especialmente cuando mi cuerpo lo necesita. El aceite de pescado contiene omega 3, que es muy importante. De acuerdo con cleanseyourbody.com, el aceite de pescado puede ayudar a lubricar las articulaciones, ayuda al tratamiento para el cáncer, y ayuda a proteger el cerebro de la enfermedad de Alzheimer. Sin mencionar que el aceite de pescado también ayuda a la digestión con sus propiedades anti inflamatorias en los intestinos y tejidos.

Los probióticos son las bacterias que existen en el tracto gastrointestinal y que ayudan a la digestión y al sistema inmunológico. Considero que los probióticos son importantes para una digestión saludable. La vitamina D es vital para el funcionamiento adecuado del sistema inmunológico, el desarrollo óseo, y la absorción de calcio. Ayuda a mantener

la masa muscular saludable, especialmente a

alguien que realiza mucho ejercicio. La vida

tiende a tomar control, y a veces simplemente no

es posible tomar veinte minutos de sol por día.

Las cápsulas de vitamina D me aseguran que le

doy a mi cuerpo la vitamina que necesita.

Estas vitaminas esenciales son, bueno,

esenciales. ¡Importantes! ¡Cruciales! Éstos son

los nutrientes que el cuerpo necesita más la

mayoría de las veces, y las vitaminas completan

ese espacio vacío de nutrientes vitales que a

menudo nos faltan.

¡Agua, Agua, Agua!

Todos sabemos que necesitamos agua, uno de los elementos esenciales sobre la tierra, para mantenernos vivos. Necesitamos agua como necesitamos comida y aire. Solía tener pequeños síntomas que estaban relacionados con la deshidratación, simplemente no lo sabía en ese momento. ¡No tenía idea de que tenía que beber al menos sesenta y cuatro onzas por día! Honestamente, pienso que bebía ocho onzas (un vaso) por día, como mucho. A la mañana tomaba un vaso de jugo de naranja, que era cualquier cosa menos recién exprimido. Era más parecido a una golosina bebible. Durante el día tomaba gaseosa, jugos con azúcar y bebidas deportivas. ¡Nunca bebía agua! Una vez que me informé y que en realidad comencé a beber más agua, mi cuerpo se sentía

tan limpio como el agua.

Somos una forma de vida basada en el agua;

nuestros cuerpos son 60-70 por ciento agua.

Comencé a beber mucha agua a la mañana y noté

que me sentía diferente. No solamente despierta,

sino muy despierta. Pensé en la cantidad de horas

que dormía, aproximadamente diez horas. No

bebía agua mientras dormía, así que mi cuerpo

pasaba todas esas horas sin agua. Por la mañana,

obviamente voy a tener que aumentar el

consumo de agua, beber más por la mañana y

luego gradualmente menos durante el día. Puede

que orine más seguido, pero ésa es la manera en

que el cuerpo se purifica. Cuando comencé a

beber más agua,

noté que no sólo había desaparecido la fatiga matutina,

sino que ya no tan estaba cansada durante el día.

Tengo las alergias comunes, y mantenerme hidratada me ayudó con eso. También, puedo pensar claramente sin tener olvidos o dolores de cabeza. Mis alergias, dolores de cabeza y fatiga desaparecieron y mi piel se había vuelto mucho más clara.

Ya que nuestros cuerpos funcionan con agua para mantenernos funcionando, un par de vasos por día no alcanzan para mantener el cuerpo bien hidratado. Mi familia compra packs de veinticuatro botellas de agua para tener en cada auto, así que, cuando no estamos en casa, no tenemos excusa para no mantenernos hidratados. ¿Quién necesita bebidas energizantes? ¡Yo no! Mi energía está unida a lo hidratada que estoy, y a mi estilo de vida en su conjunto. El interior de mi cuerpo ya no se parece a un desierto. Por favor, no te olvides de reciclar las botellas.

La comida también cumple un rol importante en la hidratación del cuerpo. Las verduras crudas, las de hojas verdes, y todas las frutas contienen una gran cantidad de agua. Por eso es que los batidos y las ensaladas son tan vitales para la salud.

¿Qué le ocurre a tu cuerpo cuando estás deshidratado?

Tu cerebro no funciona correctamente. Te sientes mareado y lento. Pierdes tono muscular.

Tus riñones no pueden funcionar. Tienes problema para regular tu temperatura corporal. Puede que sientas demasiado calor o frío de manera crónica. Sufres de constipación.

Las grasas acumuladas en tu cuerpo no se
utilizan o metabolizan.

Piensas que tienes hambre todo el tiempo, así
que es probable que comas más.

Tu piel se seca, te pica, y se pone flácida.

Combinar todo

Un año y medio después de que comencé

a cambiar mi estilo de vida, mi cabello comenzó

a crecer en zonas localizadas. Mi mamá me dijo

que les estaba ganando a todas las

probabilidades,

ya que los doctores me habían dicho que nunca volvería a ver

un solo cabello. Me aferré a las palabras de mi

mamá y me dije a mí misma que ya era muy

afortunada por tener algo de cabello, aunque

fuera corto y escaso. Ya me sentía bonita y el

pelo corto resaltó mis grandes ojos azules.

A medida que el cabello se mantenía en la

cabeza, me volvía más confiada de que podía

hacer que me creciera más. Tenía en la cabeza

(literalmente) que *sí* les estaba ganando a todas

las probabilidades. Trataba de usar el postizo lo

menos posible, pensaba que debía dejar que mi

cabello real

respirara, ya que mi cabeza se había estado

sofocando todos estos años.

Mi cabeza no había recibido luz solar durante un

tiempo, ni mi cuerpo, así que comencé a jugar

afuera en el sol y a acostarme en una reposera en

el frente de casa. Dejaba al aire libre las zonas

sin pelo, dejaba que les diera el sol durante

veinte minutos y alentaba a que mi cuerpo

recibiera la luz y absorbiera los nutrientes que

me habían faltado por tanto tiempo. También

logré un lindo bronceado y dejé de parecerme al

fantasma Gasparín de tanto ocultarme en mi casa

o debajo de una gorra. Dejaba mi cabeza respirar

y me sentía más cómoda sacándome el postizo

con más frecuencia, pero aún así, el cabello no

me crecía completamente.

Estaba feliz de tener algo de cabello, había pasado

mucho tiempo desde que perdí el cabello,

incluso me había olvidado que podía crecer,

pero todavía me perturbaba que no hubiera

recuperado *todo* mi cabello. ¿Por qué áreas sin

cabello? Mi escaso cabello hacía juego con mis

dispersos pensamientos. Los pensamientos de

mi mamá, por otro lado, eran más realistas. Me

dijo que recordara que mi cuerpo todavía estaba

tratando de recuperarse. Había reemplazado los

malos hábitos: una mala dieta, pensamientos

negativos, falta de ejercicio físico, y ahora tenía

que dejar que mi cuerpo hiciera su trabajo.

Tenía que continuar con mi rutina a un ritmo

constante, un ritmo que podía durar toda la

vida. Sanar no iba a ser

cuestión de agitar una barita, *puf*, recuperé el

cabello. Era un proceso por el que mi cuerpo

tenía que pasar.

Para mantener mi mente positiva, no corría al

espejo cada mañana para ver si tenía más cabello. En vez de eso, continué imaginándome en el clímax de mi salud sin toxicidad. Sí, ese pensamiento incluía una imagen mía con la cabeza cubierta de cabello y piel radiante. Me imaginé no solamente con cabello como el que solía tener, sino como un ser humano radiantemente saludable. Mientras tuviera esa imagen mental junto con mis rutinas diarias saludables, me mantenía confiada de que me esperaba la mejor vida.

Éste Es el Resultado

Cuando mi cabello comenzó a crecer de nuevo, no me sentí como había esperado. Pensé que iba a saltar de alegría o que iba a tener los ojos tan abiertos que no iba a poder dormir. En vez de eso, me sentía honrada. Sentía comodidad, calidez y seguridad, como si hubiera visto un árbol morir y volver a la vida de nuevo, con nuevas hojas y flores brotando de él. Mi mente había alcanzado un estado de paz, mi vida, un estado de amor por la alegría, no podía pedir nada más. Simplemente dejé que mis emociones descansaran.

Ya que los doctores habían dicho que la pérdida de cabello era permanente, tenía miedo de perder el cabello de nuevo. No quería descender a ese nivel de decepción una vez más, así que me concentré en el cabello que tenía y no en las emociones de temor que siguieron.

El esfuerzo era simple, porque había aprendido

a no estar pendiente de mi cabello. Me aferré a

la vida y a todas las cosas positivas que

florecían en ella. Me mantuve agradecida por el

hecho de que me encontraba en el camino del

bienestar y porque mi cabello crecía debido a

mis elecciones de vida.

Cuando llegué a tener el cabello corto como un

chico, me aferré a ese nuevo estilo y comencé a

vestirme con ropa más femenina. En ese

momento no podía evitar sentirme emocionada

sobre tener cabello de nuevo. Balanceaba la

ansiedad sobre perder el cabello de nuevo con

las emociones de alegría. Mi guardarropas

cambió colores tristes y oscuros (negro, azul

marino, gris) a colores alegres (rosa, verde

limón, azul cielo, naranja, y blanco). ¡Me vestía

como me sentía!

A medida que mi guardarropa cambiaba, adquiría más energía de todas las endorfinas de felicidad que corrían por mi cuerpo. Cantaba a todo pulmón cuando escuchaba música. Ésa era mi manera de celebrar lo que había logrado. Pasó un año, y para los quince años tenía el cabello por los hombros. Con mi familia viajamos de vacaciones a Disney World ese año. Fueron nuestras primeras vacaciones desde que había comenzado a crecer el cabello de nuevo, y fue el mejor viaje de todos. Mi hermano y yo corríamos por todos lados como si fuéramos niños pequeños de nuevo, y mis padres estaban encantados de ver a su hija feliz nuevamente. Ya que yo estaba feliz y me sentía libre, mi familia entera se sentía igual. Todos éramos espíritus libres brillantes que se estaban divirtiendo como nunca, celebrando mi felicidad y la vida saludable

y positiva que abrazábamos.

***

Todo el conocimiento que obtuve de la investigación habría sido inútil si no hubiera tomado el primer paso de incorporarlo a mi vida. Tenía que hacer algo. Al distenderme y confiar en que estaba en el camino correcto de la salud, todo se fue acomodando. Pero lo más difícil de mantenerse en el camino saludable fue encontrar comida que realmente me gustara. He tenido la experiencia de comer granola con sabor a aserrín, de probar tofu

y sentir náuseas debido a su consistencia esponjosa y sabor insípido, de comprar pizzas de trigo integral que eran blandas como la suela de un zapato. Sí noté que cuanto menos ingredientes tenía la comida pre envasada, mejor sabor tenía. Eventualmente encontré alimentos básicos que

me encantaban.

Me gusta mucho hacer las compras ahora. Es

una verdadera aventura, buscar los ingredientes

más simples. El hecho de saber que algo es

saludable y que tiene realmente buen sabor lo

hace muy divertido. Elijo bocadillos como

galletas con semillas, papas de maíz horneadas,

salsa, y galletas con chips de chocolate hechas

de granos de harina integral. ¡Qué rico!

No subsisto con comidas desabridas solamente

porque se las considera saludable. Si algo no

tiene buen sabor, encuentro la manera de

mejorarlo. No hay nada peor que estar listo para

comer el almuerzo y que te resulte repugnante,

pero sientes que tienes que comerlo porque es

saludable. No en mi cocina. Puede que haya

comenzado

así, pero una vez que aprendí a manejar la

comidas que son simples, saludables, y tienen

buen sabor, adiós a las comidas desabridas y hola

a los platos que hacen que se te haga agua la

boca y que disfruto comer.

Mirar hacia atrás y ver la manera en que comía

antes me descompone. Honestamente no puedo

creer que comía así. Mi hermano vuelve del

trabajo y me cuenta lo que su compañero de

trabajo comió ese día: tortas procesadas

envueltas en celofán, una bolsa de papas fritas

roseadas con spray de queso, y una gaseosa

verde para acompañar todo eso. Le digo que

agradezco saber sobre la importancia de comer

sano, porque si no lo sabes, entonces,

simplemente no lo sabes. A veces, como en mi

caso, una enfermedad tiene que recordarte la

importancia de la salud

en la vida. Si ves la manera en que vivimos hoy,

nunca adivinarías que mi mamá hacía brócoli

con queso en el microondas hace un par de años.

Reemplazamos el horno microondas con un

horno tostador para evitar cocinar con radiación,

que luego termina en los alimentos. No es tan

difícil recalentar las sobras en un recipiente en el

horno.

Eso era normal, lo normal en mi familia, y lo

normal en la mayoría de las familias en Estados

Unidos. Pero no hay nada normal en esa manera

de comer. Y no se trata solamente de lo que

comemos sino de cuánto comemos. Pero me

criaron comiendo así, y sabía lo mismo que la

gente que me rodeaba en ese momento. Aprendí

y vi a mis padres consumir esta comida, y me

alimentaron con esta comida desde niña, de la

misma manera en que los alimentaron a ellos.

Todos sabíamos que los guisantes y las

zanahorias eran saludables, pero no sabíamos

sobre

el rol vital que cumplen en el cuerpo, que necesitamos más que una pequeña porción en nuestros platos una vez al día y que no hay que hervirlos hasta que no le queden nutrientes.

De hecho, comer verduras nunca fue un problema para mí. Mis padres nunca tuvieron que decirnos a mi hermano o a mí que termináramos de comer las verduras porque las comíamos más rápido que ellos. Aún así, no tenía idea de que sacar la comida frita y la comida rápida de mi vida iba a requerir de tanto esfuerzo mental o de que iba a poner mi fuerza de voluntad a prueba de esa manera. Soy un ser humano con antojos que solía ordenar lo que tenía ganas de comer.

En uno de mis restaurantes favoritos, solía ordenar un plato de pollo cubierto de mantequilla con puré de papas con mantequilla y, adivinaste, verduras cubiertas de mantequilla. En lugar de eso, ahora, sé que tengo que ordenar una gran ensalada con vinagre balsámico y una guarnición de verduras. Y pido pan integral con multigranos en vez de pan blanco. Al principio no estaba acostumbrada a ordenar ese tipo de comida, pero no tuve problema con el cambio y con vaciar mi plato siempre.

Si tengo ganas de comer papas fritas, espero a hacerlas en casa. De esa manera sé que las papas (o batatas) son horneadas y no fritas. Mientras pueda hacer buena comida, estoy completamente bien con este cambio de dieta. No ignoro mis antojos por la comida que solía consumir. En vez de eso, me hago esa comida con ingredientes más saludables. (Al final del libro, hay una lista de lo que tengo en mi despensa, con los reemplazantes saludables de los ingredientes no tan saludables). Una vez que dejé de quejarme de que no había nada para comer,

¡pude hacer lo que quería!

Una vez que empecé con esta dieta, todo en mí se volvió limpio. Mi cara siempre estuvo libre de impurezas, pero al entrar en la adolescencia me salieron un par de granitos. Eso terminó inmediatamente. También era más fácil tener pensamientos limpios y mantenerme positiva sin comida insalubre y no orgánica que me hiciera daño. Sin mencionar que el tamaño de mis porciones disminuyó. Consumir esa comida tan limpia nutría mi cuerpo más rápido. Por dentro, mi cuerpo se sentía más limpio que nunca. No sabía que una dieta saludable tendría semejante efecto de limpieza en mi cuerpo, mente, espíritu, y nivel de energía en general. Si la alopecia no puede curarse, entonces, eso es simplemente la alopecia. Lo que sé que sí puedo hacer es comer por y para mi cuerpo.

Esta enfermedad autoinmune está en modo de combate dentro de mí, afectando mi cabello. Puedo concentrarme en hacer crecer mi cabello o puedo dejar de preocuparme por el cabello y confiar en que consumir comida limpia puede sanar mi cuerpo completamente, y, en consecuencia, curar mi alopecia.

Se siente bien tener el control total de algo tan importante como la salud. Existe un riesgo, y ese riesgo lo corro si elijo comer mal. Si como una porción de torta, como estoy en control, no como otra por un buen tiempo. Simplemente vuelvo a mi rutina. Comer algo insalubre no cambia mi rutina: la hace más viva y real. El resultado siempre será lo que hago con constancia y repetidamente. Lo que hago de vez en cuando no puede cambiar eso.

Es irónico que mi cabello sea tan grueso ahora, que me tome dos horas secarlo. Me río cada vez que me cepillo el cabello porque ¡está realmente adherido! Cada 6 semanas voy a la peluquera a cortármelo. Encontrar esa fuerza de voluntad dentro de mí para cambiar mi vida generó un gran cambio. Mi estilo de vida saludable es un equilibrio de mente, dieta, movimiento y quiropráctica. Es el balance perfecto, si me preguntas. Mis resultados son simplemente un efecto positivo de cómo la salud repara y restaura tu cuerpo completamente.

La alopecia me puso a prueba. Tuve que aprender que conseguir lo que realmente quieres viene de la voluntad del espíritu y de un sólido sistema de creencias. La alopecia era una prisión solamente mientras yo la veía de esa manera. Me encontraba en un patrón mental agotador que giraba alrededor de no tener cabello. Aprendí que una perspectiva que mira hacia adelante es la clave para tener una vida exitosa llena de logros y felicidad en cualquier área. Una vez que salí de mi propia cabeza y me di cuenta de que la alopecia podía llevarme al próximo capítulo en la vida, realicé verdadero progreso hacia la construcción de una vida mejor.

Si mi mente estaba estancada en la imagen de una niña calva y fea, ¿adivina qué? Entonces era una niña calva y fea. Cómo me percibía a mí misma era todo lo que importaba. Una vez que acepté eso, pude realizar el primer paso para superar esta enfermedad. Cambié mis pensamientos de energía agobiante a cambio de vida. Finalmente pude pensar claramente y concentrarme en lo que era realmente importante, mi salud. Y ahora tengo la cabeza totalmente cubierta de cabello.

Nada es un problema serio para mí luego de la alopecia. Aprecio todo, y las pequeñas cosas me hacen realmente feliz. Me gusta mucho la moda ahora y me encanta vestirme diferente y de manera creativa para sobresalir. Cuando mi cabello creció lo suficiente y ya no necesitaba usar una gorra, me sentía realmente bien al no tener que cubrirme la cabeza ni esconderme. Ahora me encanta usar sombreros, especialmente los malos días de cabello. ¡Nunca pensé que iba a llegar a decir eso! Las personas nuevas que conozco que no saben sobre mi alopecia me felicitan por lo bonito que es mi cabello. Una vez una amiga me dijo: "Hazme un favor, Molly, nunca te cortes el cabello." Mi cabello solía ser lacio, pero ahora es ondulado. Recientemente tuve que ir a hacérmelo cortar y afinar porque es muy grueso y estaba creciendo muy rápido.

Este libro es para que te ayude a pensar sobre

tu estilo de vida, tus rutinas, tu horario. Piensa

en tu salud y realmente concéntrate en eso en

vez de la alopecia. La alopecia me controlaba,

pero ahora yo controlo la alopecia. Toma este

libro por lo que es y deja que se refleje en tu

estilo de vida.

***

Para mí, el cambio fue bueno. De hecho,

fue un sentimiento único. No solo superé la

alopecia, creyendo en mí a un nivel fundamental,

sino que me encontré a mí misma nuevamente.

Nunca soñé con sentirme así de increíble.

Realmente me siento hermosa. Todo lo que

necesité fue cambiar mi mentalidad para lograr

un cambio de vida. No digo que es fácil, pero así es cómo se comienza. Me siento realizada con la conquista de algo tan personal que me había robado la vida por un tiempo. Nada puede contra eso. Me convertí en mi verdadero yo.

Cuando recuperé mi cabello, me pregunté quién era. Perdí el cabello cuando tenía doce años y me apagué por tres años. Cuando volví a despertar me veía diferente. Soy más adulta y más femenina. Lo que aprendí al pasar por todo esto no fue tratar de olvidar todo lo que he vivido, sino de aceptarlo y abrazarlo. Nuestras experiencias son las que nos hacen individuos únicos. No estaría escribiendo este libro si quisiera ser como cualquier otra persona y simplemente olvidar todas las cosas negativas que me han ocurrido.

Ésta es mi historia, y no voy a sentirme avergonzada

de ella. Me ha llevado un poco de recuperación

mental llegar a este punto, pero ahora puedo

aceptar y abrazar todo de mí.

Agradecimientos

Hay tantas personas que me han enseñado
tanto en el proceso de recuperar mi cabello.
Internet, libros y todo tipo de fuentes de
información han llenado mi cerebro con
tanto conocimiento y me han hecho confiar
en que no hay que subestimar el cuerpo en
su poder de revertir la enfermedad y
mantener la salud.

La primera persona a la que debo
agradecer es a mi mamá, Janis
Vazquez.
Ambas vivimos esta experiencia juntas,
estando tan unidas como estamos. Hasta
ofreció rasurarse la cabeza para que me
sintiera mejor. Recuerdo
mirarla y decirle: "¿Estás loca?", y las dos
nos reímos, pero yo sabía que lo decía en
serio.

Mi papá y hermano, Louis Vazquez Jr.,
Louis
Vazquez Sr.
Ustedes nunca me trataron de una manera
diferente o me miraron diferente.
Los dos se quedaron conmigo en esta
montaña rusa emocional y luego de la
caída nuestra relación es mucho más
fuerte. Su apoyo me enseñó sobre
el amor incondicional.

Mis abuelos, primos y amigos siempre
estuvieron ahí. Esta enfermedad me
hubiera comido viva si no los hubiera
tenido. Gracias por todo el apoyo
emocional.

Otro gracias a mi primer quiropráctico, Dr.
Steve.
Tú y tu familia nos enseñaron tanto sobre
la importancia de la quiropráctica y
sobre mantenerse saludable en una vida
ocupada. Cuando entré en tu consultorio, tú
y tu personal me ayudaron
a mantenerme positiva durante un período
tan deprimente en mi vida.
Estás sanando un mundo enfermo y
subluxado con cada ajuste.

Elizabeth Barrett, mi editora, Gracias. Me
ayudaste tanto durante el proceso de
escribir este libro.

Mi fotógrafo, Dove Shore. Te escribí un
mensaje de correo electrónico, te conté mi
historia, y un par de días después estaba
haciendo una sesión de fotos contigo en
California
y conociendo a tu esposa

y
perros.
Cuando tenía alopecia no dejaba que ni
una cámara se me acercara, quien hubiera
dicho que iba
a ocurrir todo esto. Gracias por formar parte de mi
viaje para volver a ser yo y recuperar la
confianza. Eres asombroso en lo que
haces,
Dejemos que las fotos hablen
por sí mismas.

Gracias Sally por ayudarme a sacar el
libro y por tipear las deliciosas recetas
para el libro de cocina.

QUÉ COMER

Todas las frutas
Todas las verduras de hojas verdes
Todas las verduras y verduras de raíz

ENDULZANTES
Stevia, agave, miel, jarabe de yacón, miel sin
refinar, dátiles, azúcar de dátiles, azúcar de
coco, jarabe de arce puro

MANTECA
Aceite de coco, mantequilla clarificada (usar con moderación)

ACEITE
Aceite de oliva extra virgen prensado en frío,
aceite de girasol, aceite de cáñamo, aceite de
lino y aceites de otras frutas secas/semillas

CHOCOLATE
Barra de chocolate sin refinar elaborado con
endulzantes naturales. Chocolate negro, sin
azúcar o con no menos de 75% de cacao

PAN RALLADO
Harina de almendra (almendras molidas), frutas secas molidas
(nueces, pistachos, anacardos, etc.) o
pan rallado sin gluten

GRANOS
Arroz silvestre, arroz integral, quinoa,
amaranto, mijo, trigo sarraceno, avena,
sorgo, teff

LEGUMBRES
Todas las legumbres (arvejas, lentejas, alubias, anacardos)

LECHE
Leche de almendra, leche de arroz, leche de
coco, leche de cáñamo. Cualquiera de estos
tipos de leche está disponible sin azúcar y con
sabor a vainilla, o incluso con sabor a
chocolate.

QUESO
Queso de cabra, queso vegano sin gluten y
queso sin lácteos. (Usar todas las opciones con moderación)

MANTEQUILLA DE MANÍ
Mantequilla de almendra, avellana, semilla de
girasol, semilla de calabaza, cáñamo y de otras
frutas secas/semillas. Si realmente amas la
mantequilla de maní, compra mantequilla de
maní silvestre que no contiene aflatoxina.

PAN
Cualquier tipo de pan sin gluten, se encuentra generalmente en
la sección de congelados
en los negocios (Yo uso la marca "food for
life", el pan Millet es increíble. También me
encanta la marca "Manna bread")

ROLLITOS / TORTILLAS

Tortillas de arroz integral y tortillas sin
gluten; tortillas de maíz molido ("Food for
life" es la marca que uso yo)

Lo que hago todos los días para lograr un
delicioso rollo es simple: Rollo de Lechuga,
rollo de col, u hojas de nori (alga que se
generalmente se usa en los rollos de sushi).

CARNE ROJA, CERDO, JAMÓN, PANCETA, etc.
Huevos y pollo orgánico; pescado silvestre,
como el abadejo, salmón, atún, etc.

PASTA / ESPAGUETI
Las pastas elaboradas de granos sin gluten,
quinoa, arroz integral, etc. (Consumir con
moderación ya que la pasta sigue siendo una
comida procesada y es un aglutinante para el
cuerpo). En tiendas especializadas puedes
comprar pasta elaborada de
verduras o alubias (¡fetuccini de frijol mungo!)
También, invierte en un spirulizer ¡una máquina
que puede convertir las verduras en espagueti!
Prefiero usar zuquini.

DULCES/ BARRAS DE CARAMELO
¡FRUTA! Barras de fruta sin refinar, como barras Pure y
barras Lara. La mezcla de frutas secas, pasas de
uva y otras frutas secas pueden darte la dulzura
que necesitas para satisfacer tu antojo.

BEBIDAS GASEOSAS
Agua carbonatada (también conocida como
agua tónica o agua con gas). Agrega un
pequeño limón o lima o incluso jugo de fruta
fresco para obtener una verdadera bebida
gaseosa, ¡sin el jarabe! La kombucha es un
gran reemplazo de la gaseosa y puedes
encontrarla en tu almacén más cercano.

CAFÉ
Tés descafeinados o de hierbas

QUÉ EVITAR

Azúcar blanca, azúcar negra, jarabe de maíz

Pan rallado elaborado con gluten

Arroz blanco, granos que tengan gluten

[trigo duro, sémola, bulgur,

seitán], leche de vaca

Mantequilla

Aceite de colza, aceite vegetal, aceite de soja

Queso elaborado con lácteos

Mantequilla de maní

Cualquier tipo de pan con gluten

Rollitos y tortillas elaboradas con gluten

Pasta blanca o de trigo

integral. Carne roja, cerdo,

jamón, etc. Barras de

caramelo y las bebidas

gaseosas dulces de todos los

días.

Café, y cualquier bebida con cafeína

Recetas

Limonada Verde Dulce

1-2 peras o manzanas
1 planta de lechuga repollada
4 hojas de col
1 limón con cáscara
Raíz de jengibre fresco

Hacer jugo todos los ingredientes en una juguera (no hay un orden específico).

Jugo de Remolacha Imbatible

1 manzana
1 remolacha
1/2 lima o limón con cáscara
1 planta de lechuga repollada
4 hojas de col
1/2 pepino

Hacer jugo todos los ingredientes en una juguera (no hay un orden específico).

Batido Emblemático

1 1/2 tazas de agua fría
3 cubos de hielo
2 bananas
1/4 taza de semillas de cáñamo
2 puñados de espinaca

1 cucharadita tamaño té de maca en polvo

Licuar en la licuadora.

Batido de Pera Perfecto

1 taza de agua fría
2 peras, picadas
2 puñados de espinaca
2 hojas de col
Gajo de limón, sin cáscara
1 cucharada de semillas de lino (opcional)
3 cubos de hielo

Licuar todos los ingredientes en la licuadora a
velocidad rápida, comenzando con el agua fría
y finalizando con los cubos de hielo. Rinde 24
onzas (710 mililitros).

"Galletas y Crema" Verdes

1 taza de leche de cáñamo, vainilla sin azúcar
1/4 taza de leche de coco, sin azúcar
2 cucharadas de proteína en polvo sin refinar, vainilla
1-2 puñados de espinaca
1/2 banana (puede usarse congelada)
2 cucharaditas tamaño té de mantequilla de almendra
1 cucharada de granos de cacao (chocolate
sin refinar picado)
1 cucharada de aceite de coco

Combinar los líquidos en la licuadora con la
banana. Licuar a velocidad rápida hasta lograr
una consistencia cremosa. Agregar el resto de los
ingredientes y licuar hasta lograr una
consistencia cremosa. Rinde 20 onzas (591
mililitros).

Batatas Fritas

1 batata cortada
2 cucharadas de aceite de coco derretido
1/2 cucharadita tamaño té de condimento de adobo
1/2 cucharadita tamaño té de sal marina
1/2 cucharadita tamaño té de coriandro
1/2 cucharadita tamaño té de comino
1/2 cucharadita tamaño té de jengibre en polvo
1/2 cucharadita tamaño té de curry
1/2 cucharadita tamaño té de perejil (seco o fresco)
1/2 cucharadita tamaño té de romero (seco o fresco)

Pre calentar el horno o tostador a 450º F
(232ºC). Colocar las tiras de batata en un
recipiente con aceite de coco. Agregar especias
y revolver hasta que estén cubiertas de manera
pareja. Colocarlas en una lámina para galletas y
hornear hasta obtener la consistencia deseada,
10-15 minutos aproximadamente.

Servir con kétchup, mayonesa de
chipotle, o aderezo César de tahina.

Estofado de Salchicha de Pollo Mexicano

2 cucharadas de aceite de coco
1 cebolla grande, cortada en cubitos
2 zanahorias, picadas
1 pimiento rojo grande, cortado en cubitos
2 zuquinis, cortados en cubitos
4 salchichas de pollo, cualquier sabor (yo prefiero las de
tomate secos)

Calentar el aceite en una olla grande y
agregar los otros cinco ingredientes. Una vez
que las verduras estén blandas y la salchicha
se haya cocinado, agregar:

2 cucharadas de pasta de tomate
32 onzas (946 mililitros) de caldo de pollo bajo en sodio

1 atado de cilantro fresco, finamente picado
1 cucharada de coriandro
2 cucharadas de comino
2 cucharadas de chile en polvo
4 cucharadas de crema de coco
3 tazas de leche de coco
1 cucharadita tamaño té de sal marina
Jugo de media lima

Llevar a punto de ebullición y luego hervir a
fuego lento durante 15 minutos. Dejar que se
espese durante 30 minutos o servir enseguida.

Wafles/Panqueques de Almendra

1 taza de leche de almendra, sabor vainilla
8 huevos, batidos
8 cucharadas de aceite de coco, derretido y enfriado
1 cucharadita tamaño té de sal marina
2 cucharadas de canela
3 cucharadas de miel
4 tazas de harina de almendra, harina de coco,
harina de semillas de lino molidas, o harina de
arroz integral

Mezclar los ingredientes en un recipiente
grande. Recubrir la waflera con aceite de coco
(para que la mezcla no se pegue) y agregar la
mezcla a la waflera. Cocinar de acuerdo con las
instrucciones del fabricante. O aceitar una
plancha con aceite de coco y usar la mezcla
para hacer panqueques.

Pollo Teriyaki

1 onza (28 gramos) de trozos de pollo, con o sin hueso
1/2 taza de aminos de coco (substituto de la soja)
1/4 taza de cristales de coco (substituto del azúcar)
3 dientes de ajo, picados
1 cucharadita tamaño té de mostaza

Colocar el pollo en una bolsa de plástico y
verter los otros ingredientes sobre él. Sacudir
bien y marinar al menos
3 horas o durante toda la noche. Cuanto más tiempo mejor.

Barras de Granola del Dulce Lou

12 dátiles frescos, sin semillas
1 cucharada de aceite de coco
2 tazas de granola (yo uso Purely Elizabeth)

Colocar todos los ingredientes en una
procesadora y mezclar hasta que se haya
formado una masa. Aceitar una olla de 9x9
pulgadas y desparramar la masa en ella. Derretir
3 onzas (85 gramos) de tu chocolate negro
favorito y verterlo sobre la masa de granola.
Cubrir con papel de aluminio y llevar al freezer
durante 3-4 horas para que el chocolate y la masa
se endurezcan. Dejar reposar por 30 minutos
aproximadamente antes de cortar y servir.

Barra de Granola de Mantequilla de Maní

Seguir la receta para Barra de Granola del
Dulce Lou, pero agregar 4 cucharadas de
mantequilla de maní en la procesadora.

Sopa Crema de Brócoli con Salsa de Pollo

4 cucharadas de aceite de coco

1 cebolla, picada

1/2 taza de agua

Jugo de 1 limón

4 salchichas de pollo, cortadas en cubitos

2 zuquinis, cortados en cubitos

2 1/2 tazas de brócoli (aproximadamente 2 cabezas pequeñas
o 1 cabeza grande), finamente picado

1 pimiento verde grande, cortado en cubitos

2 tazas de leche de coco

5 cucharadas de coco cremoso

32 onzas (946 mililitros) de caldo de pollo bajo en sodio

Colocar la cebolla, el agua, y el jugo de limón
en una procesadora o licuadora. Licuar hasta
lograr una consistencia un poco pastosa.
Derretir 2 cucharadas de aceite de coco en una
olla grande y agregar la pasta de cebolla. Llevar
a punto de ebullición y bajar el fuego a medio.
Agregar especias: 1 cucharadita tamaño té de
cada uno de éstos: pimentón, sal marina, ajo en
polvo, eneldo seco, perejil seco, mostaza en
polvo, salvia; 1 cucharada de cúrcuma; y una
pizca de pimienta de Jamaica y de pimienta
negra.

Salteado de Arroz Integral y Verduras

1 cucharada de aceite de oliva o aceite de coco
1 1/2 arroz integral cocido
2 zanahorias, rebanadas
1 taza de brócoli, picado
1/2 pimiento rojo, picado
1/2 cebolla, picada
2 cucharaditas tamaño té de vinagre de arroz integral
2 cucharaditas tamaño té de aceite de sésamo tostado
1 cucharadita tamaño té de pimiento rojo molido o de pimienta de Sichuan

Calentar el aceite en una sartén y agregar todos los ingredientes. Revolver hasta que las verduras estén cocinadas a punto. Rinde una porción.

Revuelto de Huevos Blancos

1 cucharada de aceite de coco o aceite de oliva
4 huevos blancos
1/4 taza de leche de coco, leche de arroz, o leche de nuez
Un puñado de espinaca picada
1/2 tomate, cortado en cubitos
Condimentar con adobo a gusto

En un recipiente batir las claras de huevo y la leche juntos. Calentar el aceite en una sartén y verter la mezcla de huevos. Revolver los huevos "barriéndolos" con una espátula. A la mitad de la cocción, agregar el resto de los ingredientes. Rinde una porción.

Cereales de Frutas Secas de Vainilla

1/4 taza de almendras enteras y pistachos
1/4 tazas de semillas de girasol, semillas de calabaza,
y semillas de lino
2 cucharadas de agave o jarabe de arce puro
1 1/2 cucharadas de aceite de coco, derretido
2 cucharadas de vainilla (polvo o extracto)
1 cucharadita tamaño té de extracto de almendra
1 cucharadita tamaño té de extracto de coco
1 cucharadita tamaño té de canela
1 puñado de coco rallado
3/4 taza de almendras fileteadas
1/2 cucharadita tamaño té de maca en polvo

Pre calentar en el horno a 350º F (177º C).
Colocar todos los ingredientes en una
procesadora. Procesar hasta obtener trozos
pequeños. Desparramarlos en una lámina para
hornear y hornear hasta que las frutas secas se
doren.

Omelet de huevo blanco con
Espinaca, Queso de Cabra y Tomate

1 tomate, cortado en cubitos
1 cucharada de aceite de oliva

1/2 cucharadita tamaño té de sal marina
1/2 cucharadita tamaño té de pimienta negra
1/2 cucharadita tamaño té de ajo en polvo

Colocar los ingredientes en un recipiente,
mezclarlos, y dejar reposar mientras se hace el
omelet.

3 huevos blancos
1/4 taza de leche de coco
Un puñado de espinaca picada
2 cucharadas de queso de cabra
Una pizca de sal marina
Una pizca de pimienta negra
Una pizca de ajo en polvo

Batir las claras de huevo y la leche de coco
juntos en un recipiente. Calentar una sartén
pequeña y agregar aceite de oliva. Agregar la
mezcla de huevos. Una vez que la mezcla de
huevos se encuentra a mitad de la cocción,
agregar la espinaca, el queso de cabra, y las
especias. Doblar el omelet en una media luna y
colocarlo en un plato. Colocar la mezcla de
tomate sin cocinar sobre el omelet (lo que es
realmente delicioso) o calentar rápidamente la
mezcla de tomate en una olla primero. Decorar
con albahaca fresca (opcional). Rinde una
porción.

Muffins de Banana y Zanahoria

2 tazas de harina de almendras

2 cucharaditas tamaño té de polvo para hornear

1 cucharadita tamaño té de sal marina

1 cucharada de canela

1 taza de dátiles

3 bananas maduras

3 huevos

1 cucharadita tamaño té de vinagre de sidra de manzana

1/4 taza de aceite de coco

1 1/2 tazas de zanahorias, ralladas

3/4 tazas de nueces pacanas, bien picadas

Pre calentar en el horno a 350º F (177º C). En un recipiente combinar la harina, polvo para hornear, sal y canela. En una procesadora combinar los dátiles, bananas, huevos, vinagre, y aceite y mezclar. Pasar la mezcla a un recipiente grande. Mezclar los ingredientes secos hasta que estén combinados de forma pareja. Agregar las zanahorias y las nueces pacanas. Colocar la mezcla con una cuchara en recipientes de papel de lino para muffins. Hornear durante 25 minutos.

Sopa de Batata

1 batata, pelada y picada
1 cebolla pequeña, picada
1 zuquini, picado
3 hojas de col
1/2 cucharadita tamaño té de curry en polvo
1/2 cucharadita tamaño té de condimento de adobo o polvo de ajo
1/2 cucharadita tamaño té de aceite de coco, derretido, o aceite de oliva
3 cucharaditas tamaño té de sal marina

En una olla, hervir la batata, cebolla y sal marina. Cocinar durante 15-20 minutos. Agregar el zuquini y cocinar unos cinco minutos más. Hacer puré todos los ingredientes en una licuadora, incluir el agua en la que se cocinaron las verduras. Agregar la col, aceite, adobo y polvo de curry. Servir con tus semillas o hierbas frescas favoritas. Rinde 4 porciones.

Piccata de Pollo Liviana

1 pechuga de pollo deshuesada y sin piel, cortada a la mitad a lo largo
Harina de arroz integral para el dragado
Una pizca de sal marina y pimienta negra
3 cucharadas de aceite de coco
2 1/2 cucharadas de aceite de oliva
8 cucharadas de jugo de limón fresco
1/4 taza de caldo de pollo
1/6 taza de alcaparras, enjuagadas
1/6 taza de perejil fresco, picado

Dragar el pollo en la harina condimentada con sal y pimienta. Retirar el exceso. En una sartén a fuego medio, derretir 1 cucharada de aceite de coco con el aceite de oliva. Cuando se caliente, agregar el pollo y cocinar durante 2-3 minutos, hasta que se dore. Darlo vuelta y dorar del otro lado. Retirar el pollo. Agregar a la sartén

el jugo de limón, el caldo de pollo, y las alcaparras. Esperar a que hierva.

Mientras revuelves, asegúrate de raspar los pedacitos marrones del pollo, ¡allí es dónde está el sabor! Agregar las otras 2 cucharadas de aceite de coco y batir hasta que el aceite se haya derretido completamente. Verter sobre el pollo y decorar con perejil. Rinde 2 porciones.

Pizzas Finitas Rápidas

1 corteza de pizza de arroz integral congelada
Salsa para pizza pre preparada
Tus ingredientes favoritos.

Dorar la corteza hasta que esté crujiente en el horno o tostador a 425º F (218ºC). Una vez que esté un poco crocante, agregar la salsa y los ingredientes que desees agregar.

Por lo general la como con una ensalada con aderezo balsámico. A veces coloco la ensalada directamente sobre la pizza. Mis ingredientes preferidos para agregar a la pizza son: salsa de pesto, hongos shitake, y rúcula o espinaca, con aderezo de hierbas de limón o vinagreta de cebolla roja.

Aderezo Balsámico de Dijón

3 cucharadas de vinagre balsámico
2 cucharadas de jugo de limón
1 cucharada de mostaza de Dijón
2 dientes de ajo, picados
1/2 taza de aceite de oliva

Batir los primeros cuatro ingredientes para
mezclar. Incorporar el aceite gradualmente.
Condimentar con sal y pimienta a gusto.

Pudin de Chocolate de Chía

12 onzas (355 mililitros) de leche de coco, vainilla, sin azúcar
1/2 taza de polvo de cacao sin procesar
2 gotas de chocolate stevia o agave
5 cucharaditas tamaño té de mantequilla de almendra
1 cucharada de semillas de chía

En una licuadora, licuar todos los ingredientes
en orden. Verter en tazones individuales, si se
desea, y enfriar.

Galletas de Avena con Pasas de Uva

1 taza de copos de avena orgánicos
1 taza de avena o harina de arroz integral
1 taza de harina de almendra (almendras molidas)
1/4 taza de coco rallado (opcional pero agrega
un sabor fantástico)
1/2 cucharadita tamaño té de sal
1/4 taza de pasas de uva
1/2 taza de néctar de agave o jarabe de arce puro
1/2 taza de aceite de coco, derretido
1/2 cucharadita tamaño té de vainilla

Pre calentar en el horno a 350º F (177º C).
Mezclar todos los ingredientes secos en un
recipiente grande. Mezclar los ingredientes
restantes e incorporarlos a los ingredientes secos,
revolviendo con una cuchara de madera. Formar
bolas de 1 pulgada y colocarlas sobre una lámina
para hornear galletas previamente untada con
aceite, aplastando las bolas con los dedos.
Hornear durante 15-20 minutos.
Rinde 24 galletas.

Por favor visita este sitio web:

www.alopeciaandwellness.com En donde encontrarás

libros de cocina, videos y apoyo sobre cómo TÚ puedes

controlar la alopecia.